Helen Senderovich

Cuidados integrados no fim da vida na doença pulmonar obstrutiva crónica

Helen Senderovich

Cuidados integrados no fim da vida na doença pulmonar obstrutiva crónica

ScienciaScripts

Imprint

Any brand names and product names mentioned in this book are subject to trademark, brand or patent protection and are trademarks or registered trademarks of their respective holders. The use of brand names, product names, common names, trade names, product descriptions etc. even without a particular marking in this work is in no way to be construed to mean that such names may be regarded as unrestricted in respect of trademark and brand protection legislation and could thus be used by anyone.

Cover image: www.ingimage.com

This book is a translation from the original published under ISBN 978-613-8-63610-6.

Publisher:
Sciencia Scripts
is a trademark of
Dodo Books Indian Ocean Ltd. and OmniScriptum S.R.L publishing group

120 High Road, East Finchley, London, N2 9ED, United Kingdom
Str. Armeneasca 28/1, office 1, Chisinau MD-2012, Republic of Moldova, Europe
Printed at: see last page
ISBN: 978-620-7-43164-9

RESUMO

A doença pulmonar obstrutiva crónica (DPOC) é a única grande causa de morte a nível mundial cuja prevalência está atualmente a aumentar. Além disso, a DPOC não tem cura e o único método de tratamento que comprovadamente aumenta as taxas de sobrevivência é a oxigenoterapia em doentes seleccionados. Em comparação com os doentes com cancro, os doentes com DPOC sofrem de níveis semelhantes de dor, falta de ar, fadiga, depressão e ansiedade; além disso, apesar da sua má qualidade de vida, os doentes com DPOC têm comparativamente pouco acesso a cuidados paliativos. Quando estes doentes recebem cuidados paliativos, são geralmente encaminhados mais tarde do que os doentes com cancro. Factores relacionados com a doença, com o doente e com o prestador de cuidados contribuem para este fenómeno; os principais factores incluem a progressão da doença DPOC, concepções erradas sobre os cuidados paliativos entre os doentes e os médicos e a falta de conversas sobre o planeamento de cuidados avançados (ACP) fora das situações de crise. Um novo paradigma para os CP introduziria os tratamentos paliativos a par das intervenções modificadoras da doença, em vez de as excluir. Esta abordagem integrada contornaria o problema do prognóstico difícil nos doentes com DPOC, uma vez que cada doente receberia intervenções paliativas integradas e personalizadas desde o momento do diagnóstico, se necessário. Este livro discute os desafios na gestão dos CP dos doentes com DPOC, as possíveis estratégias para mitigar esses desafios, a gestão dos sintomas comuns e as mais recentes evidências sobre modelos integrados de CP. Além disso, o livro inclui algumas sugestões para o desenvolvimento futuro.

INTRODUÇÃO

A DPOC é uma das principais causas de mortalidade e incapacidade a nível mundial. De facto, a DPOC é a única doença cuja taxa de mortalidade ajustada à idade continua a aumentar. Estima-se que o peso global da DPOC aumentará para 30% até 2030 e será responsável por seis milhões de mortes em todo o mundo até 2020[1-3] . A causa de morte na maioria dos casos é a doença respiratória; um estudo longitudinal de doentes com DPOC concluiu que a doença respiratória foi a causa de morte em cerca de 58%[4] . Sobretudo nos doentes com DPOC grave ou muito grave, a insuficiência respiratória devida a uma exacerbação aguda da DPOC é a principal causa de morte[5] . No entanto, os doentes com DPOC sofrem frequentemente de múltiplas comorbilidades e uma minoria significativa (cerca de 42%) morre de doenças não respiratórias[4,6] . As causas de morte mais comuns em doentes com DPOC ligeira ou moderada são o cancro e as doenças cardiovasculares[7] . Em comparação com a curva de mortalidade relativamente bem estabelecida para o cancro, a mortalidade por doenças crónicas não malignas, como a DPOC, é globalmente muito mais variável.

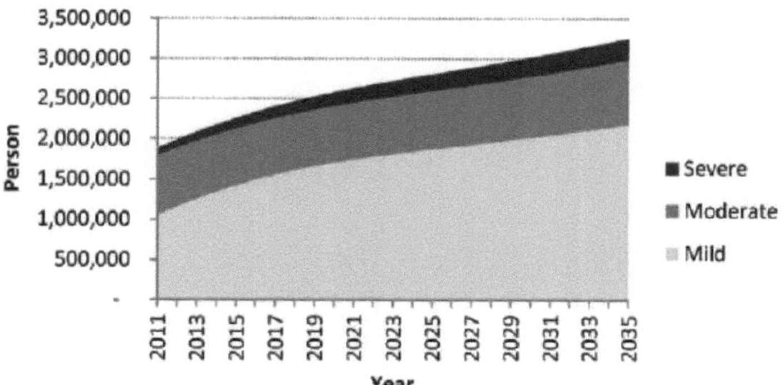

COPD Prevalence, Men

"

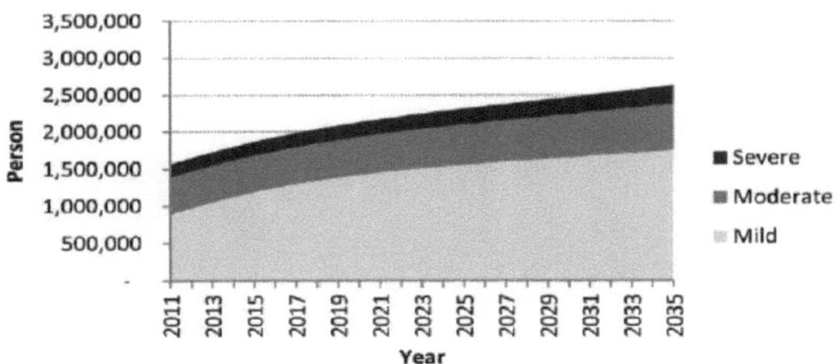

Previsão da prevalência da DPOC utilizando a população canadiana como exemplo. (Adaptado de Najafzadeh et al, PLoS ONE 2012)[8]

Deaths and percentage of total deaths for the 10 leading causes of death: United States, 2015 and 2016

[An asterisk (*) preceding a cause-of-death code indicates that the code is not included in the *International Classification of Diseases, Tenth Revision* (ICD-10)]

Cause of death (based on ICD-10)	Rank[1]	2016 Deaths	2016 Percent of total deaths	2015 Deaths	2015 Percent of total deaths
All causes	...	2,744,248	100.0	2,712,630	100.0
Diseases of heart (I00-I09,I11,I13,I20-I51)	1	635,260	23.1	633,842	23.4
Malignant neoplasms (C00-C97)	2	598,038	21.8	595,930	22.0
Accidents (unintentional injuries) (V01-X59,Y85-Y86)	3	161,374	5.9	146,571	5.4
Chronic lower respiratory diseases (J40-J47)	4	154,596	5.6	155,041	5.7
Cerebrovascular diseases (I60-I69)	5	142,142	5.2	140,323	5.2
Alzheimer's disease (G30)	6	116,103	4.2	110,561	4.1
Diabetes mellitus (E10-E14)	7	80,058	2.9	79,535	2.9
Influenza and pneumonia (J09-J18)	8	51,537	1.9	57,062	2.1
Nephritis, nephrotic syndrome and nephrosis (N00-N07,N17-N19,N25-N27)	9	50,046	1.8	49,959	1.8
Intentional self-harm (suicide) (*U03,X60-X84,Y87.0)	10	44,965	1.6	44,193	1.6

... Category not applicable.
[1] Based on number of deaths.
SOURCE: NCHS, National Vital Statistics System, Mortality.

Dados do Centro Nacional de Estatísticas da Saúde de 2015 e 2016 mostram que as doenças respiratórias crónicas inferiores, especialmente a DPOC, são a principal causa de morte nos EUA ([h]).

Com exceção da oxigenoterapia, nenhum tratamento padrão para a DPOC demonstrou ter um benefício em termos de mortalidade

ou um controlo significativo dos sintomas nos doentes. O peso dos sintomas na DPOC leva a uma diminuição significativa da função e, por conseguinte, a uma má qualidade de vida[2,9,10] . Embora a dispneia seja frequentemente o sintoma mais proeminente e debilitante, os doentes com DPOC também têm
Cansaço, depressão, ansiedade, dor, perda de peso, insónia, obstipação e incontinência[2] .

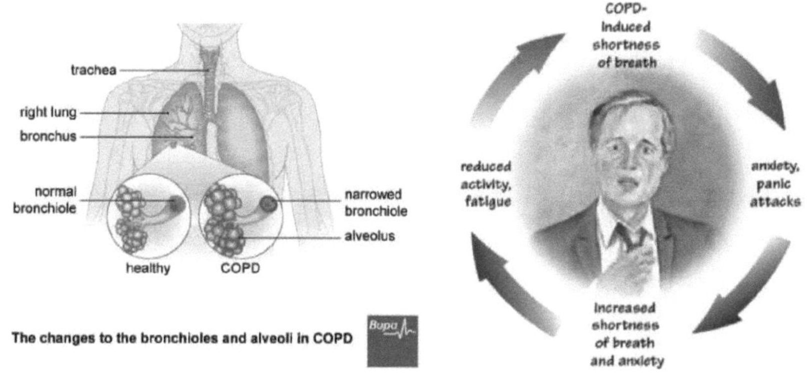

Figura 3: A DPOC caracteriza-se por dificuldades respiratórias, que podem levar a outros sintomas que pioram o estado de saúde e a qualidade de vida do doente.

Como não há cura para a DPOC, os CP são ideais para satisfazer as necessidades físicas, funcionais, sociais, psicossociais e espirituais dos doentes com este conjunto complexo de sintomas. Atualmente, os CP são raramente utilizados pelos doentes com DPOC em comparação com os doentes com doença oncológica, embora a carga sistémica da DPOC em fase terminal seja frequentemente igual ou pior do que a do cancro e de outras doenças crónicas não malignas em fase terminal, como a demência, a insuficiência cardíaca, a insuficiência renal e hepática[3,11] . A dor sentida pelos doentes com DPOC é frequentemente subestimada, embora este sintoma seja quase tão comum como nos doentes com cancro do pulmão[12] .

De facto, a opinião predominante entre os clínicos é que a transição para os CP deve ocorrer numa altura em que já não estão disponíveis opções de tratamento eficazes para os doentes com DPOC[13] . As razões para esta discrepância são exploradas nas secções seguintes e são feitas sugestões de melhoria com base nos modelos desenvolvidos.

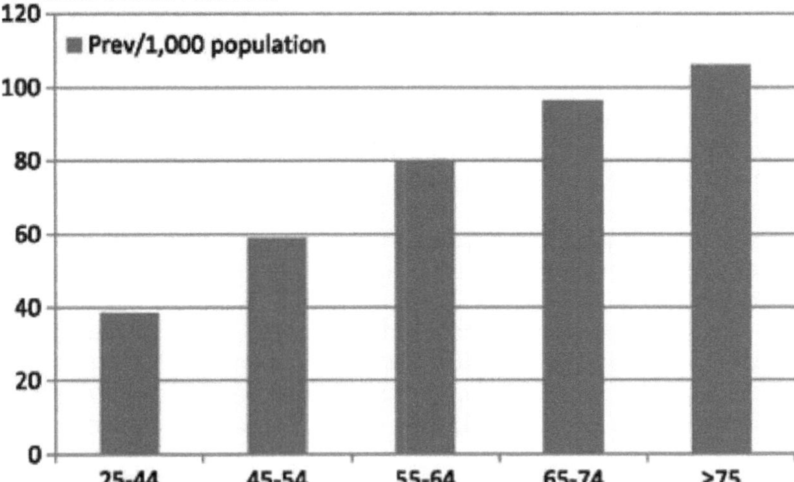

Figura 4. Os dados do National Health Interview Survey (2000) mostram que a prevalência da DPOC é mais elevada nos grupos etários mais velhos[14] . Numa população envelhecida, a DPOC é uma doença

um encargo social crescente.

Cuidados paliativos (CP) Visão geral

A Organização Mundial de Saúde define os CP como "uma abordagem para melhorar a qualidade de vida dos doentes (adultos e crianças) e das suas famílias que enfrentam problemas relacionados com doenças potencialmente fatais. Previne e alivia o sofrimento através da identificação precoce, da avaliação correcta e do tratamento da dor e de outros problemas, sejam eles físicos, psicossociais ou espirituais"[15] .

A CP é uma abordagem única ao tratamento de doenças que se centra na pessoa como um todo e não apenas na sua saúde física. O principal objetivo dos CP é melhorar a qualidade de vida do doente e da sua família, aliviando os sintomas emocionais e físicos. Os principais serviços incluem a definição de objectivos de tratamento, a coordenação do tratamento, a educação dos doentes e dos seus prestadores de cuidados sobre o processo da doença e os resultados esperados, e a prestação de apoio psicossocial, espiritual e de luto.

Foi demonstrado que a discussão do processo da doença e dos resultados esperados no momento do diagnóstico aumenta a satisfação do doente com o tratamento e aumenta a vontade dos doentes e das suas famílias de aceitarem os CP em fases avançadas da doença[16] . Para os doentes com uma doença avançada e potencialmente fatal, como a DPOC, os CP devem ser propostos numa fase precoce da doença e estar disponíveis durante todo o curso da doença, se necessário. A Organização Mundial de Saúde enumera a DPOC como uma das doenças mais comuns para as quais a CP é um serviço adequado mas subutilizado[17] . Este facto é apoiado pelos dados que indicam que apenas 20-30% das pessoas referenciadas para CP têm uma doença não oncológica, como a DPOC[18,19] .

Os CP não devem ser confundidos com os cuidados paliativos. Embora os cuidados paliativos e os CP partilhem os mesmos princípios de proporcionar conforto e apoio aos doentes, estas formas de cuidados são distintas. Nos Estados Unidos, o termo "hospice" é utilizado para descrever um modelo de CP oferecido a doentes com uma doença terminal que se encontram no fim da vida (geralmente com uma esperança de vida estimada em seis meses ou menos), quando a terapia curativa ou de prolongamento da vida já não é o objetivo do tratamento. Em contrapartida, os CP devem ser oferecidos aos doentes em qualquer altura do curso de qualquer tipo de doença grave que ameace a vida, incluindo em simultâneo com terapias restauradoras e de prolongamento da vida. Apesar de todos os cuidados prestados pelos programas de cuidados paliativos poderem ser considerados CP, nem todos os CP são prestados em hospícios.

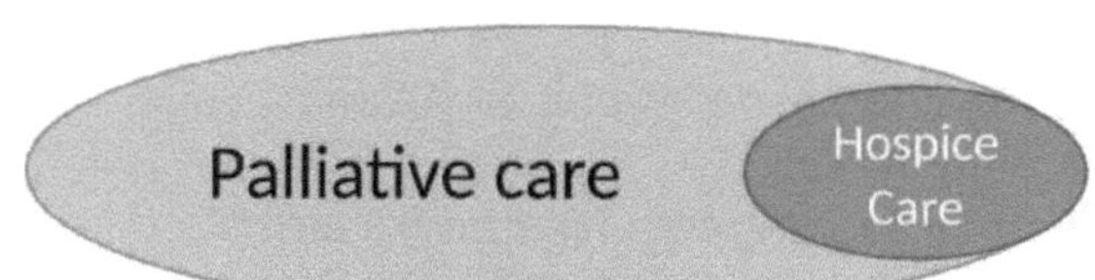

Figura 5 Os cuidados paliativos fazem parte dos CP, mas não são a mesma coisa. Os cuidados paliativos centram-se na gestão da dor e dos sintomas em doentes com uma esperança de vida curta e previsível, enquanto os CP podem ser oferecidos a doentes sem um diagnóstico terminal, para além da terapia de recuperação.

Comunicação e planeamento de cuidados avançados (ACP)

1. O papel dos ACP

A ACP refere-se ao processo de comunicação através do qual as pessoas desenvolvem e comunicam as suas preferências e planos para a sua saúde e cuidados pessoais, antecipando uma altura em que já não serão capazes de tomar decisões por si próprias[20] . O debate sobre a ACP deve ser centrado no doente e equilibrar a esperança e a realidade com sensibilidade. As informações sobre a forma como o doente encara o impacto da doença na sua vida, a gravidade da doença e o prognóstico ajudarão o médico a alcançar este equilíbrio. A sensibilidade à(s) reação(ões) individual(ais) do doente durante a discussão destas questões é essencial, devido à grande variação de perspectivas, emoções e métodos de lidar com a doença.

Um fator importante a considerar pelo doente nos ACP é o seu objetivo de cuidados - por outras palavras, o que considera ser uma "vida boa". Durante uma discussão sobre os ACP, é importante determinar o objetivo do doente de modo a personalizar o modelo integrado de cuidados intensivos e paliativos[21] . Perguntar o que significa uma "vida boa" para os doentes pode ajudar a iniciar a discussão sobre os ACP[16] . Para alguns doentes, o mais importante é viver o máximo de tempo possível, mesmo que isso implique ser submetido a intervenções muito desgastantes, como a ventilação mecânica prolongada, que afectam a sua qualidade de vida. Outros doentes podem querer passar o tempo que lhes resta em casa com os seus entes queridos sem terem de ir ao hospital, mesmo que isso ponha em risco a sua sobrevivência. Os melhores cuidados possíveis devem ajudar os doentes a viver o resto das suas vidas de acordo com os seus desejos informados. Para além de identificar os objectivos de cuidados do doente, é importante perguntar sobre as suas experiências de vida com doença pulmonar avançada e experiências anteriores de hospitalização[22] . A descrição destas experiências pode ajudar o médico a compreender o peso diário da doença para o doente, bem como as suas expectativas, esperanças e receios em relação à experiência futura da doença. Conhecer a perspetiva do doente sobre o que é importante para a sua qualidade de vida não só serve de base para as decisões de tratamento, como também pode melhorar a satisfação geral dos doentes com as capacidades de comunicação do seu médico[23] .

Uma vez estabelecidos os objectivos dos cuidados, o médico pode então descrever o potencial fardo dos futuros tratamentos, os possíveis resultados e a probabilidade destes resultados no contexto dos objectivos do doente. Por exemplo, as discussões sobre ACP incluem frequentemente o prognóstico após a reanimação ou a ventilação mecânica e a potencial retirada do suporte de vida[24] . Os doentes podem ser convidados a tomar determinadas decisões de tratamento, como a reanimação cardiopulmonar ou a ventilação mecânica. Nestas discussões com os doentes e as suas famílias, é crucial salientar as estatísticas positivas e negativas associadas à utilização de um ventilador mecânico. Em geral, a ventilação mecânica é capaz de apoiar a função respiratória dos doentes[25]. Embora os ventiladores mecânicos possam melhorar o consumo e a perfusão de oxigénio, as pessoas que são ventiladas mecanicamente são mais propensas a perturbações do sono, em parte devido à assincronia entre o doente e o ventilador[26,27]. A assincronia doente-ventilador, caracterizada por respirações ineficazes, está associada à extensão da fuga de ar do ventilador (p = 0,006) e pode contribuir ainda mais para a fadiga do doente[28]. A disfunção diafragmática (p = 0,008) e o stress oxidativo persistente também foram associados à ventilação mecânica[29-31]. Embora a ventilação mecânica possa ser eficaz em fases iniciais da doença respiratória, a sua contribuição para a fadiga do doente e a tensão dos órgãos pode reduzir drasticamente a qualidade de vida em fases avançadas da doença, pelo que o desmame é frequentemente recomendado[25].

Para complicar ainda mais a situação, os médicos têm de ter em conta os pontos de vista religiosos subjacentes à cessação da ventilação mecânica nesta discussão. Religiões como a Igreja Ortodoxa Grega, o Judaísmo e o Confucionismo não toleram a interrupção da terapia de manutenção da vida[32]. De acordo com a lei judaica *Halacha,* a interrupção da ventilação mecânica é considerada "eutanásia passiva" e é, por isso, proibida por esta religião[33].

Quando os doentes estão em estado crítico, as intervenções de emergência no hospital podem levar a tratamentos que são contrários aos desejos do doente[34]. A compreensão dos objectivos do doente, tal como referido anteriormente, facilitará muito a tomada de decisões neste tipo de debates. Espera-se que esta abordagem conduza, em última análise, a uma compreensão realista dos limites da terapia e a evitar pedidos de tratamentos considerados fúteis ou medicamente inadequados.

Outros tópicos relevantes dos CP incluem o papel dos testamentos em vida e dos decisores substitutos, as preferências quanto ao local de prestação de cuidados no fim da vida e as crenças espirituais. Por exemplo, no que respeita aos testamentos em vida, alguns doentes têm um testamento em vida no qual definem as suas preferências de cuidados que foram estabelecidas muito antes da fase terminal da doença. É importante referir que as preferências por tratamentos de manutenção da vida podem mudar à medida que a doença progride. Num estudo, mais de um terço dos doentes ambulatórios com DPOC alteraram as suas preferências relativamente à reanimação cardiopulmonar e/ou à ventilação mecânica invasiva pelo menos uma vez no espaço de um ano[35]. É mais provável que as preferências se alterem se o estado de saúde, o estado civil, a estratégia de sobrevivência, a mobilidade ou a carga global da doença se alterarem[36]. Por conseguinte, são necessárias avaliações repetidas das preferências por tratamentos de manutenção da vida.

2. Calendário dos debates ACP

Os doentes com doença pulmonar crónica são particularmente susceptíveis de sofrer de insuficiência respiratória quando ocorrem exacerbações agudas ou comorbilidades relativamente ligeiras. Por conseguinte, é particularmente importante que o prestador de cuidados de saúde compreenda as preferências do doente relativamente aos tratamentos de manutenção da vida numa fase precoce da doença. Os estudos sugerem que a maioria dos doentes e das suas famílias prefere discutir os ACP numa situação clínica estável, quando podem fazer escolhas claras[37]. Quando lhes é dada esta oportunidade, os doentes com doença pulmonar crónica podem indicar as suas preferências relativamente a tratamentos de manutenção da vida com base nos sintomas esperados, na carga de tratamento e nos resultados prováveis do tratamento[36]. Foi demonstrado que os doentes com doenças incuráveis e as suas famílias preferem ser informados mais cedo se uma doença for incurável ou puder conduzir a um mau resultado[38]. Quando esta informação é conhecida, tanto o doente como a família têm tempo para se prepararem emocionalmente[38]. Por conseguinte, está provado que as discussões mais precoces sobre os ACP são benéficas para o doente. Num estudo multi-institucional norte-americano de doentes com cancro avançado, as taxas de perturbação depressiva major não eram mais elevadas nos doentes que tinham discutido os cuidados em fim de vida com os seus médicos, mas eram mais elevadas nos prestadores de cuidados de doentes que não tinham discutido o fim da vida com os seus médicos[39].

3. Quadro de discussão ACP

A questão do contexto ideal para a ACP também é importante porque afecta a medida em que os doentes e os prestadores de cuidados podem avaliar as consequências das suas decisões. Tanto os profissionais de saúde como os doentes consideram que as consultas externas, quando os doentes estão bem, são um melhor momento para iniciar a ACP do que quando os doentes estão gravemente doentes[40-43]. No entanto, atualmente, a maioria das discussões sobre ACP ocorre em resposta a uma deterioração aguda do estado clínico, quando as necessidades médicas imediatas têm de ser equilibradas com as intenções e os resultados do tratamento[1,44]. A maioria dos doentes, incluindo os que sofrem de DPOC grave, é capaz de articular as suas preferências[45]. Para facilitar a ACP em ambientes familiares, Au et al.[44] desenvolveram uma ferramenta de comunicação simples que aumentou significativamente a frequência das conversas sobre o fim da vida entre médicos, prestadores de cuidados e doentes. A ferramenta foi concebida para se adaptar o mais facilmente possível a um ambiente de ambulatório, permitindo que os médicos ocupados tenham estas conversas críticas com a menor perturbação possível. A investigação também concluiu que os doentes sentem que os médicos não lhes dão uma boa resposta nas conversas sobre ACP, por exemplo, as suas crenças religiosas, os seus sentimentos em relação à doença, as suas ideias sobre a morte e o tempo que lhes resta de vida[1,35,40,42,44].

Apesar dos esforços para administrar ACP de forma proactiva enquanto o estado do doente é estável, pode ser necessário administrar ACP na UCI. A gravidade do estado do doente deve ser mencionada aquando da admissão nos cuidados intensivos. Se os ACP ainda não estiverem disponíveis nessa altura, o médico deve discutir os objectivos dos cuidados com o doente. Se a comunicação com o doente não for possível devido a limitações físicas ou cognitivas, o médico deve discutir os objectivos dos cuidados com o representante autorizado do doente ou com o decisor substituto (SDM). O médico deve discutir o prognóstico, a progressão da doença, as preferências do doente relativamente a terapias de cuidados intensivos, a futilidade da(s) intervenção(ões), as vantagens e desvantagens da ventilação mecânica, a falta de resposta a intervenções anteriormente tentadas e questões relacionadas com o fim da vida.

Aquando da admissão nos cuidados intensivos, o médico deve informar o representante autorizado do doente ou o seu tutor médico de que o doente tem a possibilidade de interromper os cuidados intensivos a qualquer momento, nomeadamente se o prognóstico for mau ou se o doente não responder a todas as medidas tentadas. Após a alta, o doente é transferido da unidade de cuidados intensivos para uma enfermaria ou uma unidade de cuidados que presta cuidados de conforto e se concentra no controlo dos sintomas.

4. Competências de comunicação para ACP

A empatia é crucial para a relação médico-doente. Foram desenvolvidos vários conceitos para ajudar os médicos a comunicar de uma forma empática:

1. O acrónimo "N.U.R.S.E." pode ser utilizado como um guia para demonstrar empatia. N significa "Name the emotion" (nomear a emoção), o que mostra à família que reconhece o que ela está a sentir. U significa "Compreender de uma forma aberta e compassiva". R significa "Respeito pela pessoa que está a viver a emoção". S significa "comunicar apoio". E significa "explorar a experiência emocional da outra pessoa"[21] .

2. A estrutura "A, B, C e D dos Cuidados de Preservação da Dignidade" também identifica elementos-chave da comunicação empática. A significa "atitude" e pede aos prestadores de cuidados de saúde que examinem a forma como as suas atitudes e pressupostos influenciam as suas interacções com um doente. B significa "comportamento" e pede aos médicos que tomem consciência das suas próprias atitudes e que as alterem, se necessário, de modo a tratarem os seus doentes com respeito, gentleza e atenção. C refere-se a "compaixão" e incentiva os médicos a mostrarem compaixão. D significa "diálogo" e simboliza a necessidade de encetar um diálogo que reconheça a personalidade do doente e o impacto da doença[46] . Há provas de que existe uma ligação entre declarações empáticas e uma maior satisfação da família com os cuidados de saúde[46] .

3. A abordagem "Perguntar-Dizer-Perguntar" incentiva ainda mais os membros da família a participarem na

discussão. Neste modelo, o médico começa por pedir aos membros da família que partilhem o que sabem sobre a saúde do seu ente querido e o que os médicos lhes disseram. Em seguida, o médico informa a família sobre o estado de saúde atual do seu ente querido, tendo o cuidado de utilizar termos que sejam compreensíveis para a família. É então pedido à família que faça um resumo do estado de saúde do seu ente querido e que coloque quaisquer questões ou preocupações[47].

5. Obstáculos à ACP

A investigação demonstrou que os doentes com DPOC raramente vão às consultas de ACP[40]. Um estudo sobre a DPOC dependente de oxigénio concluiu que menos de um terço dos doentes teve uma discussão sobre ACP com o seu médico, tendo a maioria das discussões ocorrido apenas em resposta a exacerbações agudas[7]. Consequentemente, estes doentes têm menos hipóteses de serem encaminhados para os CP do que os doentes com cancro ou outras doenças crónicas, como a insuficiência cardíaca e a demência grave[48,49]. Estas referenciações também ocorrem mais perto da altura da morte dos doentes com DPOC e são apresentadas como último recurso[49]. Estas observações podem ser potencialmente atribuídas a vários obstáculos ao início da ACP. Estas incluem o conflito entre a ACP e os objectivos curativos da gestão das doenças crónicas, a dificuldade de prognóstico na DPOC, a falta de consenso sobre quem deve iniciar a ACP e a conotação negativa de comparar a DPOC ao cancro[5,7,40,50]. Segue-se uma panorâmica dos principais obstáculos.

Uma barreira comum citada pelos médicos é o receio de que os doentes percam a esperança devido ao início precoce da ACP[45,50-52]. Os profissionais de saúde que associam os CP à morte podem acreditar erradamente que os ACP desencorajam os doentes de participar em actividades de autogestão que melhorariam o seu estado clínico geral[40]. É importante reconhecer que a relação entre a esperança e a informação sobre a doença e o prognóstico é diferente para cada doente. Esta interação é também dinâmica, com múltiplos factores a contribuir para a perceção global[41]. Além disso, os doentes com diferentes percepções de esperança e verdade preferem que os seus médicos comuniquem a informação sobre o prognóstico de formas diferentes[41]. Por conseguinte, os médicos devem tentar saber como é que os seus doentes vêem esta interação entre esperança e verdade, de modo a moldar as conversas sobre ACP em conformidade. Infelizmente, perguntar aos doentes e aos prestadores de cuidados quanta informação gostariam de partilhar não é muitas vezes suficiente para determinar as suas preferências. Está atualmente em curso investigação para desenvolver ferramentas simples que ajudem os médicos a tomar estas decisões[41] .

Outro obstáculo ao início da ACP é a falta de precisão na determinação do prognóstico, particularmente em doentes com DPOC. Os doentes com DPOC têm geralmente uma fraca "consciência do prognóstico". No mês anterior à morte, apenas 31% dos doentes com DPOC avançada estimaram que a sua esperança de vida era inferior a um ano[53] . No entanto, recomenda-se que os médicos falem abertamente sobre a incerteza do prognóstico e até a abordem antes de iniciarem uma discussão sobre os objectivos dos cuidados[54] .

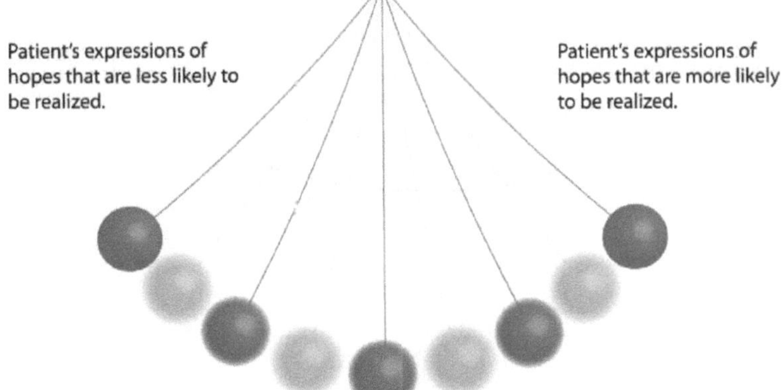

Figura 6. Jackson et al.[55] conceptualizam o coping normal como um "pêndulo oscilante da consciência", no qual os doentes oscilam entre ideias realistas e irrealistas para integrar lentamente informações que, de outra forma, seriam difíceis de compreender.
Os médicos devem dar tempo aos doentes para processarem os seus sentimentos, de modo a obterem uma boa perceção do prognóstico. Os doentes precisam de tempo para processar informações difíceis, pelo que é importante que os médicos iniciem a conversa numa fase precoce da doença.

Além disso, verificou-se que os doentes com DPOC têm uma grande necessidade de educação sobre a DPOC e o potencial papel dos CP no seu tratamento. Verificou-se que os doentes com DPOC não compreendem suficientemente a natureza progressiva da sua doença[10] . Os doentes atribuem este facto a uma educação inadequada sobre a sua doença na altura do diagnóstico[5,6,40] . Em última análise, devido à falta de compreensão da sua doença, não conseguem tomar decisões sensíveis em momentos cruciais da sua doença. Para além da falta de compreensão da DPOC, muitos doentes com DPOC não se apercebem de que o PC pode ser utilizado para tratar a(s) sua(s) doença(s)[42,55] . Num estudo realizado com doentes com DPOC dependente de oxigénio nos Estados Unidos, apenas 32% dos doentes afirmaram ter discutido com o seu médico os cuidados que gostariam de receber se estivessem demasiado doentes para falarem por si próprios[48] . Um estudo holandês mostra que os médicos raramente discutem as preferências por tratamentos de suporte de vida com doentes com DPOC, apesar de estes doentes serem capazes de declarar as suas preferências por tratamentos de suporte de vida[36] . Embora os doentes com DPOC grave tenham classificado muito bem as competências gerais de comunicação dos seus médicos (por exemplo, ouvir, responder a perguntas), classificaram as competências dos seus médicos na discussão de questões relacionadas com o fim da vida como fracas e referiram que muitos tópicos não foram de todo discutidos (por exemplo, prognóstico, como seria morrer, questões espirituais)[56,57] .

Estes obstáculos podem reforçar-se mutuamente. A falta de educação sobre a DPOC por parte dos doentes, dos prestadores de cuidados de saúde primários e até dos especialistas, combinada com as opiniões dos profissionais sobre a santidade da vida, pode levar a uma maior ênfase em terapias agressivas que sacrificam a qualidade a favor da quantidade de vida[52] . Estas áreas representam défices que podem ser melhorados através do desenvolvimento e da prática de competências de comunicação eficazes.

6. Efeitos no sistema de saúde

Até 70% dos custos de uma doença terminal devem-se à hospitalização. Em resultado dos obstáculos acima referidos, os doentes com DPOC que estão a morrer recebem cuidados mais centrados na manutenção da vida e menos no alívio dos sintomas do que os doentes com cancro, o que conduz a custos de saúde mais elevados[44,58] .

Por exemplo, embora o custo da morte no Canadá varie entre

10 000 e 40 000 dólares, os doentes com DPOC têm de suportar custos que se situam no intervalo superior, porque não existe CP. Do mesmo modo, um estudo de coorte retrospetivo de doentes de 7 hospitais dos Veterans Affairs nos EUA concluiu que, nos últimos 6 meses de vida, o custo médio dos cuidados prestados aos doentes com DPOC era superior em mais de 4 000 dólares ao custo médio dos cuidados prestados aos doentes com cancro do pulmão (p < 0,002), devendo-se a diferença principalmente aos custos mais elevados da UCI para os doentes com DPOC[59] .

De forma encorajadora, verificou-se que as unidades de CP intra-hospitalares reduzem os custos hospitalares em 7000 a 8000 dólares por doente[60] , e uma unidade especializada em CP de grande volume conseguiu reduzir o custo diário global dos cuidados em fim de vida no hospital em 66% ($p < 00001$)[61] . Esta redução de custos deve-se ao papel dos CP na redução dos internamentos em UCI, dos testes de diagnóstico, dos procedimentos de intervenção e do tempo total de permanência no hospital[62] . Este facto realça a importância de integrar os CP no início do processo de diagnóstico, uma vez que, se implementados precccemente, podem reduzir o custo dos cuidados para o doente, a sua família e a instituição de cuidados.

Obstáculos a cuidados paliativos eficazes

1. Falta de compreensão do PC

Apesar de a Organização Mundial de Saúde ter revisto a definição de cuidados paliativos, o termo "cuidados paliativos" continua a ser incorretamente equiparado a cuidados de conforto e de fim de vida, que são oferecidos em vez de terapias modificadoras da doença quando estas falham. Consequentemente, parte-se muitas vezes erradamente do princípio de que os cuidados paliativos só são utilizados nos últimos meses e semanas de vida[51,63-66] .Este estigma existente é prejudicial a todos os aspectos dos CP, uma vez que até os investigadores envolvidos na implementação dos conhecimentos sobre CP referem que o estigma é um grande obstáculo ao seu trabalho[67] . Os médicos e outros membros da comunidade médica precisam de educar os seus doentes e o público sobre os verdadeiros CP e os seus benefícios quando utilizados em conjunto com terapias modificadoras da doença, e não apenas em vez delas. Devem salientar que os CP tratam os sintomas físicos que não respondem às terapias convencionais, bem como as questões emocionais e as preocupações espirituais ou existenciais que afectam frequentemente os doentes em fase terminal. Este tipo de educação é fundamental para aumentar a compreensão e a aceitação do CP por parte dos doentes e dos prestadores de cuidados e pode ajudar a melhorar a qualidade de vida dos doentes com DPOC.

Há um debate crescente sobre o "rebranding" do PC para o libertar da estigmatização social e dos conceitos errados, uma vez que a perceção atual é uma barreira importante que impede uma maior adoção do PC. Este tema será abordado mais adiante no livro.

2. Atraso na transferência para o PC

A referenciação tardia para os CP continua a ser um problema, apesar das provas crescentes de que o envolvimento precoce dos CP tem um impacto positivo na qualidade de vida e na sobrevivência dos doentes com doenças malignas avançadas, incluindo o cancro do pulmão[44,58,68] .Num estudo realizado por Temel et al.[68] , os doentes com cancro do pulmão metastático na coorte de CP precoce tiveram uma sobrevivência mediana mais longa do que os doentes na coorte de CP tardio (11,6 meses vs. 8,9 meses), embora menos doentes na coorte de CP precoce tenham recebido cuidados agressivos no final da vida. Um estudo realizado por Bakitas et al.[69] examinou o impacto do CP precoce versus CP tardio em doentes com cancro avançado e concluiu que, embora a qualidade de vida relatada pelos doentes não fosse gnificativamente diferente entre os dois grupos, a taxa de obrevivência ao primeiro ano do grupo precoce era ignificativamente superior à do grupo tardio (63% vs. 48%).

Poucos estudos investigaram especificamente os benefícios da consulta precoce de CP em doentes com doença pulmonar crónica não maligna[70,71] , embora vários estudos tenham incluído doentes com multimorbilidades, como DPOC, IC e fibrose pulmonar idiopática (FPI)[66,72-74] .

3. Previsão de obstáculos

Um obstáculo reconhecido à prestação de CP na DPOC é a natureza crónica e imprevisível da doença[3,34,40,42,52,58,63,75] . A progressão da doença varia de doente para doente, pelo que o prognóstico é muitas vezes incerto. Enquanto a progressão do cancro com uma fase final claramente definida pode ser bem coordenada com os CP, a progressão da DPOC é uma deterioração

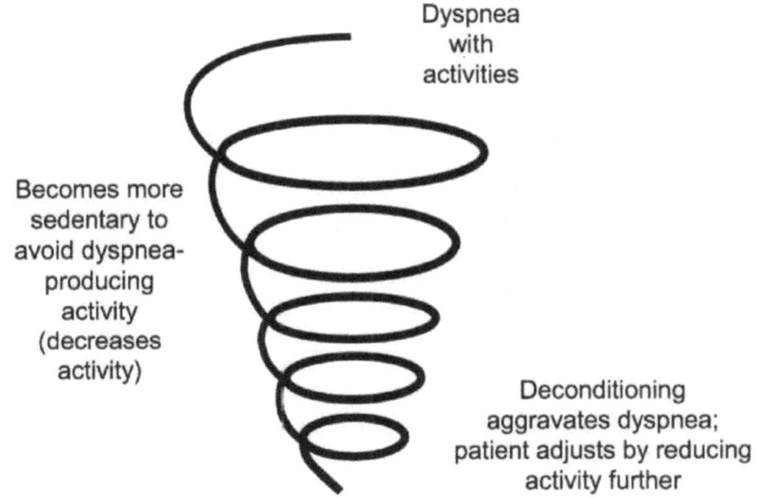

Figura 7 A DPOC é frequentemente descrita como uma "espiral descendente" em que os doentes registam um declínio global constante. Ao contrário do cancro, não existem fases definidas para a progressão da DPOC que permitam aos médicos reconhecer facilmente quando devem incluir os CP no tratamento dos doentes com DPOC

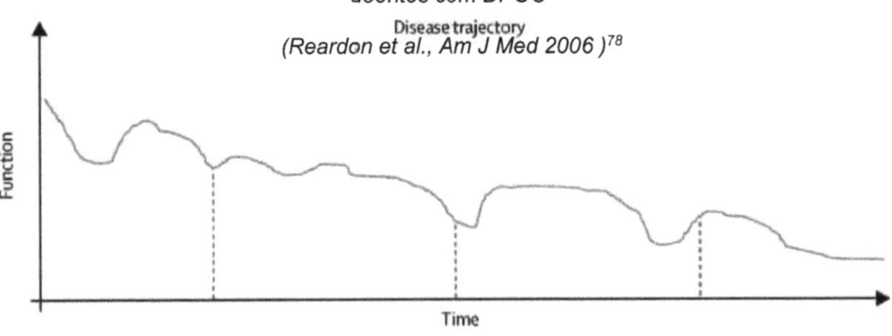

Figura 8: Embora a Figura 6 mostre um declínio global constante da DPOC, esta figura, modificada de Maddocks et al.[79], ilustra melhor a natureza errática da evolução da DPOC, em que o declínio constante é interrompido por melhorias e deteriorações agudas da função. Esta é uma das principais razões pelas quais os prognósticos da DPOC estão repletos de incertezas

Sem um prognóstico médico exato, os doentes carecem frequentemente de conhecimentos sobre a progressão da sua doença de DPOC; a discussão subóptima ou inexistente dos ACP daí resultante pode levar a uma integração ineficaz e tardia dos CP. Muito se tem investigado no sentido de desenvolver ferramentas que ajudem a resolver este problema

O dilema do prognóstico[60,63,75,80] , e foram feitos esforços concertados para identificar factores de previsão da mortalidade. As variáveis de prognóstico identificadas incluem a idade, a comorbilidade cardíaca, o baixo volume expiratório forçado num segundo, o baixo índice de massa corporal, o mau estado funcional e a má qualidade de vida relacionada com a saúde[81] .

Além disso, vários factores de previsão foram combinados em índices de prognóstico multivariáveis; os exemplos incluem o BODE (IMC, obstrução das vias aéreas, dispneia, exercício), o DOSE (dispneia, obstrução, tabagismo, exacerbação) e o ADO (idade, dispneia, obstrução)[82-85] . No entanto, a aplicabilidade e a validade destes índices têm sido questionadas; embora o índice BODE possa ser superior ao DOSE e ao ADO na previsão da mortalidade a 5 anos[86] , o índice mede a capacidade de exercício utilizando um teste de marcha de seis minutos, que pode ser difícil de implementar num contexto clínico[87] . Quando o teste de marcha não pode ser efectuado, o índice ADO parece ser um melhor preditor de mortalidade do que o DOSE, mas o índice ADO tem sido criticado por sobrestimar a contribuição da idade para o risco e, assim, subestimar a gravidade dos casos de DPOC em doentes mais jovens[88] . Sem surpresa, as lacunas nas provas significam que nenhuma pontuação única ou multivariável é um padrão de ouro para prever a mortalidade[88,89] .

Measure	Body mass index	FEV$_1$% predicted grade (obstruction)	MRC dyspnoea scale	6-min walk test	Age	Smoking status	Exacerbation frequency
BODE	√	√	√	√			
ADO		√	√		√		
DOSE		√	√			√	√

Quadro 1 Comparação dos factores incluídos nas três principais avaliações multivariáveis da DPOC: BODE, ADO e DOSE. (Adaptado de Jones et al, NPJ Prim Care Respir Med 2016)[87]

Para além dos indicadores de previsão específicos da DPOC, podem ser utilizados indicadores genéricos para ajudar a identificar as pessoas que se estão a aproximar do fim da vida. O quadro do Proactive Identification Guidance (PIG), por exemplo, utiliza duas fases gerais de rastreio. Em primeiro lugar, coloca-se a questão da surpresa: "Ficaria surpreendido se a pessoa que está sentada à minha frente morresse nos próximos seis meses ou um ano? A resposta a esta pergunta é um simples "sim" ou "não", mas deve ter em conta uma série de factores, incluindo a saúde física e mental do doente, bem como a sua rede de apoio.

A presença de indicadores gerais de deterioração da qualidade de vida (por exemplo, presença de comorbilidades, perda de peso progressiva, albumina sérica baixa e atividade reduzida) é então considerada antes da identificação de indicadores clínicos específicos da DPOC[90] .

Figura 9: A estrutura do Guia de Identificação Proactiva (PIG) ajuda os médicos a identificar precocemente os doentes que se aproximam do fim da vida.

Step 1 — The Surprise Question

For patients with advanced disease or progressive life limiting conditions, would you be surprised if the patient were to die in the next year, months, weeks, days?

The answer to this question should be an intuitive one, pulling together a range of clinical, social and other factors that give a whole picture of deterioration. If you would not be surprised, then what measures might be taken to improve the patient's quality of life now and in preparation for possible further decline?

Step 2 — General indicators of decline and increasing needs?

- General physical decline, increasing dependence and need for support.
- Repeated unplanned hospital admissions.
- Advanced disease – unstable, deteriorating, complex symptom burden.
- Presence of significant multi-morbidities.
- Decreasing activity – functional performance status declining (e.g. Barthel score) limited self-care, in bed or chair 50% of day and increasing dependence in most activities of daily living.
- Decreasing response to treatments, decreasing reversibility.
- Patient choice for no further active treatment and focus on quality of life.
- Progressive weight loss (>10%) in past six months.
- Sentinel Event e.g. serious fall, bereavement, transfer to nursing home.
- Serum albumin <25g/l.

pode ser necessário um tratamento de apoio.

Foram realizados vários estudos para avaliar a validade do rastreio da Pergunta Surpresa, com a precisão dos resultados a variar entre fraca e moderada[91,92] . Quando o procedimento da Pergunta Surpresa foi utilizado como ferramenta de rastreio para prever a morte, verificou-se que era melhor para prever a morte do que a intuição (53,2% de exatidão contra 33,7 de exatidão; *p* =

0,001), mas com uma elevada taxa de falsos positivos[93] . Além disso, a capacidade de discriminação da pergunta-surpresa foi ligeiramente pior em doentes com doenças não cancerosas (95% CI 0,73-0,81) do que em doentes com cancro (95% CI 0,79-0,87; p = 0,02 para a diferença)[92] . Isto sugere que é necessário desenvolver instrumentos mais precisos para diagnosticar as necessidades de cuidados paliativos, em particular para doenças não oncológicas como a DPOC.

Além disso, as ferramentas de avaliação clínica, como a Palliative Performance Scale (PPS), podem ajudar na tomada de decisões clínicas gerais sobre o prognóstico em instalações de cuidados paliativos[94] . A PPS é uma ferramenta de avaliação funcional que mede o desempenho físico em incrementos de 10%, com 100% a representar a saúde completa e a capacidade de andar e 0% a representar a morte. A validade do PPS como preditor da sobrevivência dos doentes foi demonstrada num estudo de 2009 realizado num programa regional canadiano de CP ($p < 0,001$)[19] . O mesmo estudo sugere que é provável que o PPS seja mais eficaz quando as estimativas de sobrevivência se baseiam em dados de sobrevivência mediana e de taxa de sobrevivência de uma coorte local de doentes[19] .

Nos sistemas que limitam os CP com base no tempo de sobrevivência esperado, o prognóstico é fundamental. Felizmente, os CP são cada vez mais reconhecidos como uma filosofia que pode complementar a terapêutica convencional desde o diagnóstico, e não como um serviço limitado aos últimos meses de vida[10,63,64] . A evidência também apoia esta mudança, mostrando que os resultados dos doentes com cancro do pulmão melhoram quando os CP são integrados na terapêutica modificadora da doença[64] . Isto contrasta com as concepções anteriores do papel dos CP na doença crónica, em que existia uma dicotomia estrita entre os tratamentos modificadores da doença e os CP ou uma inclusão gradual dos CP que reflectia a progressão da doença.

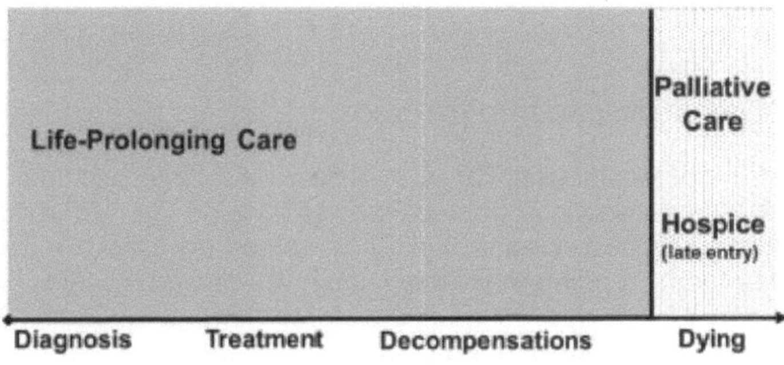

Current Paradigm: Disease Trajectory with **Late** Palliative Care Intervention

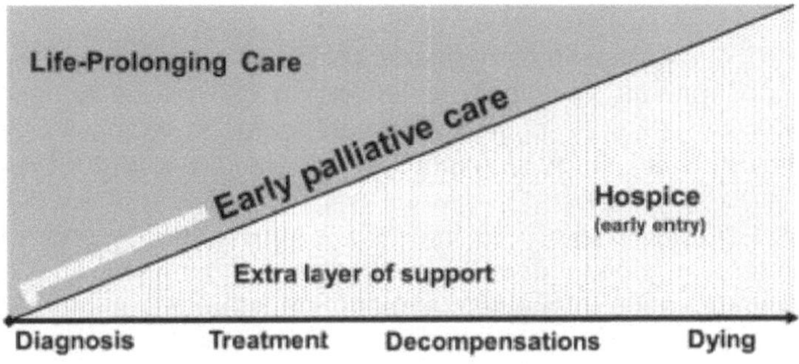

Ideal Paradigm: Disease Trajectory with **Early** Palliative Care Intervention

Figura 10:   *Em vez de tratar os CP como uma opção que se exclui mutuamente com as*
medidas ce prolongamento da vida e que
só vem depois, os médicos devem antes tentar
integrar
cs CP precocemente e
em paralelo com as medidas de prolongamento da vida

(Wang DH, Ann Emerg Med, 2017)[95]

Em contrapartida, o modelo integrado, em que são oferecidos simultaneamente tratamentos paliativos e modificadores da doença, elimina a necessidade de um prognóstico preciso, uma vez que os CP passam a fazer parte do plano de tratamento de cada doente, independentemente do ponto em que este se encontra na trajetória da doença[64] . Uma componente importante destes modelos integrados é o facto de os planos de tratamento poderem ser adaptados às alterações do estado clínico do doente, acabando por se concentrar na gestão dos sintomas à medida que o estado do doente se deteriora.

4. Disponibilidade de recursos

Outro obstáculo aos CP é a disparidade internacional na disponibilidade de serviços de subespecialidade de CP. Um estudo de 2013 concluiu que apenas 8,5% dos países de todo o mundo, todos eles com rendimentos relativamente elevados, têm uma integração avançada dos CP no seu sistema geral de saúde[96]. Em contrapartida, a disponibilidade de serviços de subespecialidade de CP e de CP integrados é bastante limitada nos países de baixo e médio rendimento.

As razões para esta disparidade são múltiplas: por um lado, os doentes dos países mais pobres tendem a ter menos acesso a medicamentos opiáceos devido à regulamentação excessiva, aos custos elevados, ao estigma cultural e à falta de infra-estruturas para a administração e distribuição destes medicamentos[97]. Além disso, há falta de financiamento e de interesse na investigação sobre CP nos países de baixo e médio rendimento, e esta falta de financiamento e de interesse também se reflecte na formação inadequada em CP dos profissionais de saúde nestes países[97,98]. Estão em curso esforços para resolver esta disparidade, tais como iniciativas bilaterais entre países com níveis drasticamente diferentes de desenvolvimento da PC[97,99]. Por enquanto, porém, uma grande parte da população mundial continua a ter um acesso deficiente a

5. Desigualdades de acesso relacionadas com a idade

A idade avançada também tem sido citada como um obstáculo ao CP, porque os médicos acreditam que a morte é mais esperada nas pessoas mais velhas e que os doentes mais velhos têm mais facilidade em aceitar um diagnóstico terminal[36]. Consequentemente, os doentes mais jovens podem ser tratados como "merecedores" de CP em comparação com os doentes mais velhos. Este facto é problemático para os doentes com DPOC, uma vez que estes tendem a ser mais velhos. Para eliminar esta barreira, os médicos devem ser ensinados que os benefícios dos CP transcendem a idade e que todos os doentes merecem cuidados humanos e confortáveis no fim da vida. A integração precoce e a prestação contínua de CP são fundamentais para melhorar a experiência de fim de vida destes doentes mais idosos[36] .

Gestão dos sintomas

1. Dispneia

O sintoma mais comum dos doentes com DPOC em fim de vida é a dispneia, que constitui frequentemente um grande fardo apesar da terapêutica máxima. De facto, a gravidade da dispneia está correlacionada com o número de comorbilidades nos doentes com DPOC[100] (Figura 11). É possível que a dispneia grave num doente possa levar a um estilo de vida mais sedentário devido à ansiedade do exercício, o que, por sua vez, pode causar e exacerbar a dispneia, a perceção da dor, a ansiedade e uma variedade de outras comorbilidades que interagem negativamente[101,102] .

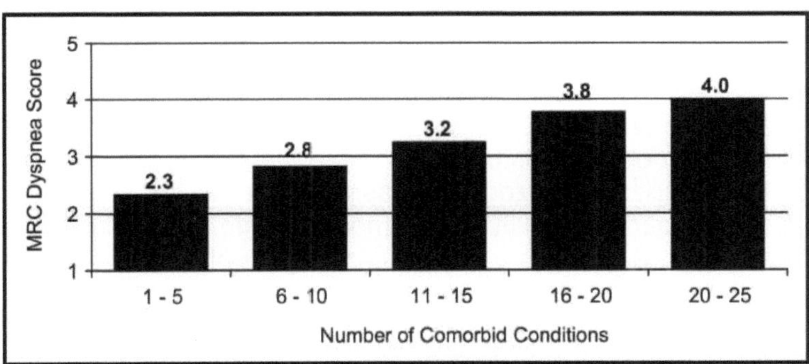

Figura 11: A DPOC está frequentemente associada a uma série de comorbilidades, como a depressão, a dor e a apneia do sono Os doentes com DPOC com mais comorbilidades tendem a ter uma dispneia mais grave, tal como indicado pelas pontuações mais elevadas de dispneia do Medical Research Council[100] .

O alívio da dispneia tem muitos componentes, incluindo a eliminação de causas específicas tratáveis de dispneia (por exemplo, broncoconstrição, derrame pleural, excesso de secreções). O tratamento inicial deve consistir sempre em medidas não farmacológicas, como a posição vertical, ventiladores com ar fresco, exercícios respiratórios e de relaxamento e sedação[64] . Muitos doentes com doença pulmonar avançada têm medo de uma crise de dispneia e de asfixia. Por isso, é importante discutir com os doentes as opções de CP para a gestão da dispneia e a forma de lidar com as crises de dispneia. Por exemplo, um ensaio controlado aleatório (RCT) concluiu que os doentes que sofrem de falta de ar refractária causada por doenças como a DPOC registaram uma melhoria de 16% na recuperação da dispneia quando completaram exercícios de gestão da falta de ar com especialistas em CP[72] . Em termos de terapia farmacológica, para além dos broncodilatadores de longa duração, existem provas sólidas da utilização de opiáceos de curta duração como agentes de primeira linha para o tratamento da falta de ar, embora existam diferenças nas doses iniciais recomendadas e nos regimes de titulação[10,58] . Geralmente, são suficientes doses baixas de opiáceos para obter alívio da dispneia. Num estudo, cerca de 40 por cento dos doentes responderam a 10 mg de morfina oral e cerca de 20 por cento a 20 ou 30 mg de morfina oral. Como a resposta pode aumentar durante a primeira semana de tratamento, só devem ser efectuados aumentos cautelosos da dose no espaço de uma semana[103] . Um estudo de coorte prospetivo de base populacional mostrou que os opióides em doses mais baixas (<30 mg de morfina oral) não estavam associados a um aumento da mortalidade, enquanto os opióides em doses mais elevadas estavam associados a um aumento da mortalidade[104] . Quando os opióides são ineficazes ou inadequados, as benzodiazepinas são frequentemente tentadas. A eficácia da sua utilização isolada em comparação com a sua utilização em combinação com outras modalidades de tratamento ainda não é clara[105,106] . Além disso, quando se utilizam benzodiazepinas, há que ter em atenção os efeitos secundários cognitivos dos medicamentos, que incluem um risco acrescido de quedas e de sedação. Os ansiolíticos também têm sido recomendados para o tratamento da dispneia[23] ; no entanto, a literatura atual é contraditória quanto à eficácia dos ansiolíticos no tratamento paliativo da dispneia[105,106] . Se a dispneia estiver associada à ansiedade, pode ser considerado o tratamento com ansiolíticos, com uma avaliação cuidadosa da resposta do doente e dos efeitos adversos.[10] A oxigenoterapia está indicada em doentes hipoxémicos, mas tem poucos benefícios em doentes não hipoxémicos. Das muitas terapias de oxigénio disponíveis, o oxigénio suplementar é o tratamento de escolha para a hipoxemia refractária. medida que o caudal de oxigénio aumenta, o oxigénio inalado deve ser humidificado para evitar a secagem excessiva da mucosa das vias respiratórias. A utilização de um fluxo contínuo e de uma garrafa de oxigénio em vez de oxigénio líquido pode permitir uma melhor administração de oxigénio durante o exercício (por exemplo, caminhar). Os doentes com doença avançada podem necessitar de 6 litros/minuto de oxigénio suplementar. Muitos concentradores de oxigénio domésticos estão limitados a uma capacidade de 4 l/min, pelo que o concentrador teria de ser substituído por um capaz de fornecer 6 l/min. As provas sobre a utilização da ventilação não invasiva (VNI) no fim da vida não são claras; por conseguinte, a utilização da VNI para aliviar a dificuldade respiratória em várias situações é controversa. Na insuficiência respiratória aguda, estudos sugerem que a VNI é o tratamento de escolha para alguns pacientes. Nestes doentes com DPOC e hipercapnia que beneficiaram de VNI durante a hospitalização devido a uma exacerbação aguda da DPOC, a VNI nocturna pode ser realizada após a alta. Em situações não agudas, a VNI pode ser utilizada na fase tardia dos cuidados paliativos. A VNI pode ser utilizada como medida paliativa quando os doentes e as famílias optam por renunciar a todas as medidas de manutenção da vida e recebem apenas medidas de conforto[81,82] . No entanto, existem poucos dados que apoiem a utilização da VNI apenas como medida de conforto[81,82] .

Um estudo retrospetivo concluiu que os doentes com DPOC tratados com VNI pela primeira vez tinham taxas de sobrevivência de 72%, 52% e 26% ao fim de 1, 2 e 5 anos, respetivamente[33] . Outros estudos demonstraram que a sobrevivência intra-hospitalar após a utilização de VNI em doentes que optaram por não recorrer à intubação endotraqueal pode ser aceitável, variando entre 50 e 75%[81,82] . Embora esta literatura sugira que a ventilação invasiva ou a VNI podem ser utilizadas com uma taxa de sobrevivência aceitável, a maioria dos doentes refere uma má qualidade de vida após a alta hospitalar. Um estudo qualitativo de doentes com DPOC, prestadores de cuidados e profissionais de saúde identificou questões a considerar antes de introduzir a VNI paliativa, como a eficácia da VNI no alívio dos sintomas e na melhoria dos níveis de energia. É importante discutir as preferências e os objectivos dos doentes, comunicar os fundamentos da VNI e delinear os parâmetros de sucesso e insucesso da VNI quando se decide utilizar a VNI em CP.

2. Tosse

A tosse é outro sintoma em "cascata" comum e potencialmente devastador na DPOC, uma vez que pode exacerbar a dor ou a dispneia, o que, por sua vez, pode privar os doentes do descanso e do sono. Nestes casos, o tratamento da DPOC deve ser optimizado e quaisquer causas de exacerbação devem ser tratadas adequadamente (por exemplo, antibióticos para uma infeção respiratória), tendo em conta os objectivos de tratamento do doente. Além disso, devem ser consideradas medidas conservadoras, como a cessação do tabagismo, a humidificação, a fisioterapia torácica e a interrupção dos medicamentos exacerbantes em todos os doentes[56] . As provas relativas aos mucolíticos, como a solução salina nebulizada, a acetilcisteína e a guaifenesina, não são claras, mas os mucolíticos podem ser benéficos em doentes com tosse que não respondem a outras terapêuticas[56] . As terapêuticas farmacológicas iniciais podem incluir opióides, dextrometorfano e/ou corticosteróides se a tosse se dever a uma exacerbação da DPOC[56,57] . Nos doentes que já estão a receber opióides para tratar outros sintomas, pode ser necessário aumentar a dose para obter um efeito antitússico[57] .

As secreções do trato respiratório superior podem ser muito perturbadoras tanto para os doentes como para os seus familiares. As principais opções de tratamento farmacológico são os fármacos anticolinérgicos, como o glicopirrolato, a atropina, o bromidrato de hioscina (escopolamina), através de administração sublingual ou transdérmica[107-109] .

3. Cansaço, depressão e ansiedade

A fadiga geral, a depressão e a ansiedade, por vezes relacionadas com as consequências funcionais e sociais da dispneia, são sintomas importantes na DPOC e são ainda mais comuns do que no cancro do pulmão[5,6,34] .

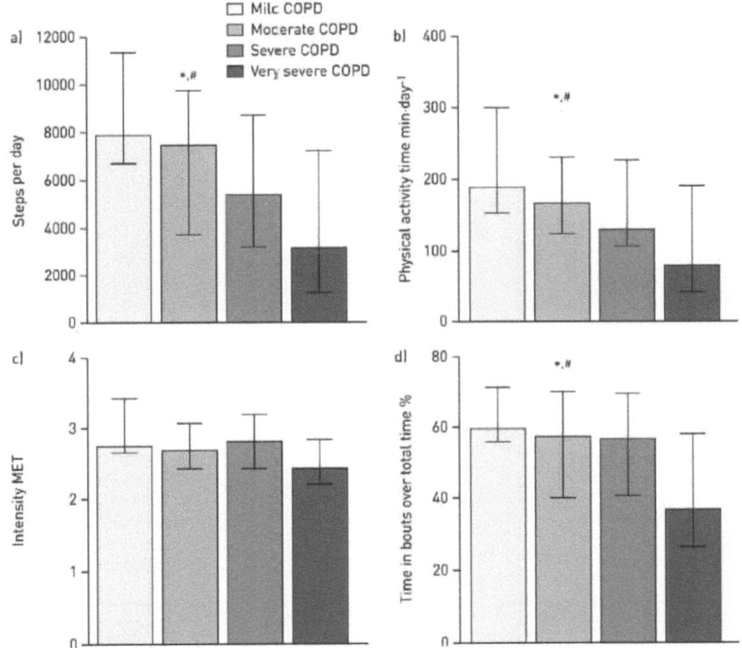

Figura 12: A redução da atividade física tem sido associada a um aumento da mortalidade em doentes com DPOC[114] . Os dados acima referidos de Donaire-Gonzalez et al.[115] mostram que o nível de atividade física parece piorar com o aumento da gravidade da DPOC.
(*: p-tendência entre níveis de gravidade da DPOC < 0,05; #: p-valor comparando DPOC ligeira a moderada e grave a muito grave < 0,05)

Os paradigmas tradicionais dos cuidados de saúde ignoram frequentemente o impacto negativo da fadiga, embora a gravidade da fadiga seja um importante fator de previsão da hospitalização e da duração do internamento em doentes com DPOC[110] . A fadiga é um sintoma comum nos doentes com DPOC, que pode prejudicar os doentes nas actividades da vida diária e contribuir para o isolamento social e para o peso da doença[111] . Isto pode explicar em parte o facto de a fadiga estar tão frequentemente associada à depressão[111] . Verificou-se que a dispneia é diretamente proporcional às pontuações do BFI (Brief Fatigue Inventory, que avalia a fadiga)[112] , e que a função pulmonar e a fadiga significativamente reduzidas estão associadas a níveis mais baixos de atividade física em doentes com DPOC[113] , provando que a gravidade da doença está inversamente correlacionada com a atividade física. No entanto, é difícil estabelecer uma relação causal entre a dispneia e a fadiga devido à natureza multifatorial destes sintomas.

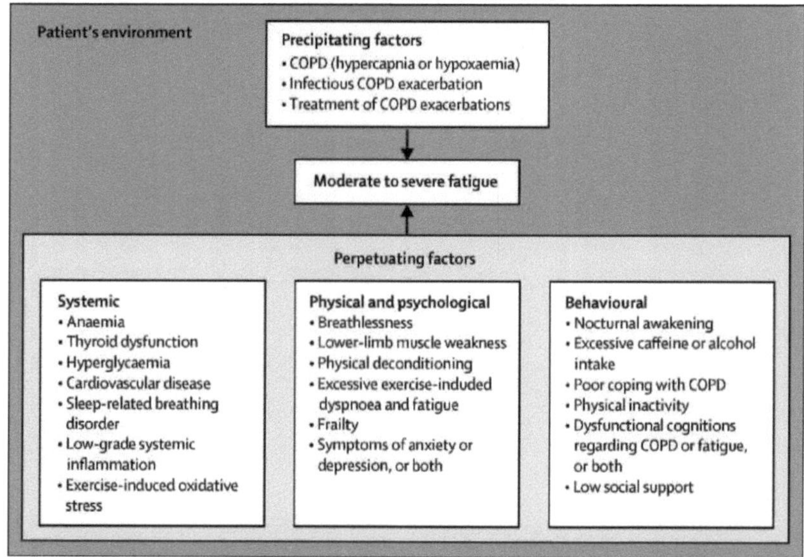

Figura 13: A fadiga é um sintoma comum nos doentes com DPOC, em parte devido à sua natureza multifatorial. Muitos aspectos da vida dos doentes podem contribuir para a fadiga e piorar a qualidade de vida e a saúde física e mental. (Spruit et al., Lancet Respir Med, 2017)[11]

A ansiedade e a depressão reduzem a qualidade de vida, independentemente da gravidade da doença, e a depressão é um fator de risco independente para a mortalidade, a readmissão hospitalar e a hospitalização prolongada[3] . Um obstáculo reconhecido ao tratamento de problemas de saúde mental, como a depressão e a ansiedade, em contextos de CP é a tendência dos clínicos para encarar a patologia psicológica como uma consequência esperada de uma doença terminal, em vez de uma co-morbilidade que tem de ser tratada exaustivamente[6] . Se for identificada uma psicopatologia, esta pode ser tratada de forma semelhante à de um contexto não paliativo.

4. Dor

Embora não seja habitualmente considerada nos doentes com DPOC, a dor é quase tão comum na DPOC como no cancro do pulmão e deve ser tratada de acordo com as mesmas directrizes[3] .

Qualidade de vida: doente e prestador de cuidados

Outro componente importante da morbilidade na DPOC é o impacto global dos sintomas de um doente no seu funcionamento físico e social e na sua qualidade de vida. A incapacidade funcional progressiva pode levar ao isolamento social e à solidão[5] . Além disso, as actividades sociais destes doentes podem exigir um planeamento mais ativo devido a circunstâncias como a dispneia, a necessidade de medicação e de oxigénio[5] . O impacto na qualidade de vida é ainda mais acentuado nos doentes com DPOC do que nos doentes com cancro do pulmão"[3,69 58] . As terapias complementares, como o Therapeutic Touch® (TT), constituem um método seguro e viável para melhorar a qualidade de vida dos doentes submetidos a CP. A introdução de um programa de TT numa unidade de internamento de CP revelou respostas positivas dos doentes e relaxamento sem efeitos negativos significativos[116] . Tendo em conta o imenso fardo que os prestadores de cuidados experimentam quando cuidam de doentes com doenças crónicas, a capacidade do Toque Terapêutico

Melhorar a saúde destes doentes pode também ajudar a aliviar o fardo dos prestadores de cuidados
Stress[117,118]

Mesmo que por vezes seja subestimado, os prestadores de cuidados enfrentam desafios consideráveis que devem ser tidos em conta por todos os programas de PC[5] .

Os familiares prestadores de cuidados podem sofrer de ansiedade, fadiga, frustração, isolamento social e inadequação ao longo do curso da doença, pelo menos em parte devido ao facto de muitos não optarem por cuidar dos seus doentes[119] . Gardiner et al.[35] sugerem que um maior apoio da comunidade aos doentes com DPOC e aos seus prestadores de cuidados melhora as capacidades de lidar com a doença e reduz a necessidade de hospitalização.

Cuidados intensivos

A comunicação é crucial nos cuidados intensivos. A gravidade do estado do doente deve ser mencionada aquando da admissão nos cuidados intensivos. Os médicos devem também discutir a retirada ou o desmame do ventilador. Esta discussão é importante, uma vez que se assume geralmente que os doentes com DPOC que necessitam de ventilação mecânica têm maus resultados.

É também importante notar que os doentes que são ventilados mecanicamente referem frequentemente dispneia. Como se sabe que os opiáceos são o tratamento farmacológico mais eficaz para a dispneia[72] , a gestão e os efeitos secundários associados à sua utilização em cuidados intensivos também devem ser abordados. Um ensaio clínico randomizado que incluiu doentes com doenças malignas sugere que alguns doentes que recebem VNI podem beneficiar de uma redução do uso de opióides e de um tempo mais curto para o controlo da dispneia[83] .

As provas da integração: o caminho a seguir

Os serviços de CP podem e devem ser cada vez mais utilizados juntamente com os tratamentos modificadores da doença para melhorar a qualidade de vida, os sintomas físicos e o bem-estar emocional ao longo do curso da doença[34] . Os CP começam por ser uma pequena componente do plano global de tratamento, mas tornam-se cada vez mais importantes à medida que a doença progride, através de uma avaliação iterativa.

Os doentes com DPOC beneficiam significativamente do acesso aos CP e, por conseguinte, os novos modelos que permitem uma integração adaptativa e um melhor acesso podem conduzir a benefícios de grande alcance. Ao introduzir os CP juntamente com a terapêutica, reduz-se o desafio e a importância de um prognóstico exato em termos de determinação do momento certo para a inclusão de tratamentos paliativos. Os sintomas difíceis de gerir são tratados precocemente pelos CP, o que ajuda a melhorar a qualidade de vida e, por vezes, a qualidade de vida[68,69] . Os doentes com DPOC que recorrem aos CP têm oito vezes mais probabilidades de morrer em casa, onde a maioria dos doentes deseja passar os seus últimos dias[3,17,51,120] .

Uma análise do impacto dos CP em ambulatório concluiu que os serviços de CP em doentes com DPOC, IC e cancro em fase avançada melhoram a satisfação dos doentes com o tratamento, o controlo dos sintomas e a qualidade de vida, e reduzem a utilização dos cuidados de saúde[52] . Uma análise sistemática de 23 estudos realizados nos EUA, no Reino Unido, na Suécia, na Noruega, em Itália, em Espanha, no Canadá e na Austrália, incluindo doentes com cancro, insuficiência cardíaca, DPOC, VIH/SIDA e esclerose múltipla, concluiu que a utilização de equipas especializadas em CP no domicílio mais do que duplicava a probabilidade de morrer em casa[41] . Este estudo também concluiu que os CP domiciliários reduziram a carga de sintomas dos doentes, enquanto os cuidados habituais foram associados a um aumento da carga de sintomas.

1. Integração anterior do PC

Uma experiência sobre a integração precoce dos CP em doentes com cancro revelou que os doentes encaminhados para os CP ainda apresentavam uma elevada carga de sintomas e um baixo nível de desempenho, em grande parte devido a encaminhamentos tardios[121] . Os investigadores consideraram que a imprecisão do termo "integração precoce" conduziu a referenciações relativamente tardias e sugeriram o desenvolvimento de um conjunto de "bandeiras verdes" específicas da doença para facilitar a tomada de decisões. Já foram propostas várias "bandeiras verdes" para a DPOC que poderiam ser úteis para garantir a integração precoce dos CP[60,80] .

Como já foi referido, outra investigação no domínio da oncologia, em que os doentes com cancro foram aleatoriamente distribuídos por um tratamento precoce de CP ou por cuidados habituais, concluiu que os doentes do grupo intervencionado apresentavam uma melhor qualidade de vida, uma taxa mais baixa de depressão e um benefício de sobrevivência de quase 3 meses[68] , bem como uma taxa mais elevada de sobrevivência a um ano[69] . No entanto, os autores não especificaram quais as características desta intervenção integrada que poderão ter conduzido aos benefícios observados.

O Percurso de Cuidados de Liverpool (LCP) é um modelo de melhores práticas para os cuidados em fim de vida que foi originalmente praticado no Reino Unido. Uma meta-análise realizada por McConnell et al.[122] examinou os factores do LCP que contribuíram para o seu sucesso[122] . Verificaram que a presença de um programa específico

Um programa eficaz e coordenado requer um facilitador/diretor, auditorias e feedback, e formação contínua do pessoal. Também descobriram que os factores contextuais, tais como uma mudança cultural na visão dos profissionais de saúde sobre o processo de morrer e os recursos adequados, são factores importantes que explicam o sucesso ou o fracasso dos programas de CP. Isto leva-nos à necessidade de educar os profissionais de saúde, incluindo os cuidados primários e os especialistas, sobre os CP e as suas possibilidades e limitações (ver Figura 10). Outros trabalhos salientam a importância da avaliação prospetiva e iterativa, uma vez que os CP demonstraram reduzir os custos médicos e melhorar a qualidade dos cuidados[17].

2. Melhor integração dos CP e dos cuidados primários

Dado que doenças como a DPOC são frequentemente ignoradas no contexto dos CP, há uma necessidade crescente de serviços especializados na integração dos CP e dos cuidados primários.

Um exemplo disto é o ALDS (Advanced Lung Disease Service) na Austrália, um serviço integrado de cuidados paliativos e respiratórios. Trata-se de um programa especializado que se centra na educação para a auto-gestão, na gestão ativa da falta de ar, na comunicação precoce, nos cuidados individualizados a longo prazo e em debates frequentes sobre os objectivos dos cuidados dos doentes. A introdução do ALDS resultou numa redução de 52,4% das doenças respiratórias no serviço de urgência no ano seguinte (p = 0,007), indicando a possibilidade de serviços integrados como o ALDS poderem reduzir as hospitalizações não planeadas e melhorar os cuidados em fim de vida[123].

Existem algumas provas de que um serviço integrado deste tipo também tem potencial para prolongar a vida dos doentes; um serviço de apoio à falta de ar no Reino Unido oferecido a adultos com falta de ar refractária e doença crónica avançada (incluindo DPOC) resultou numa melhoria da taxa de sobrevivência aos 6 meses em comparação com os cuidados habituais[72].

A sobreposição entre cuidados primários no domicílio e cuidados paliativos no domicílio

Figura 14: A integração dos CP e dos cuidados primários assume muitas formas que têm o potencial de
melhorar

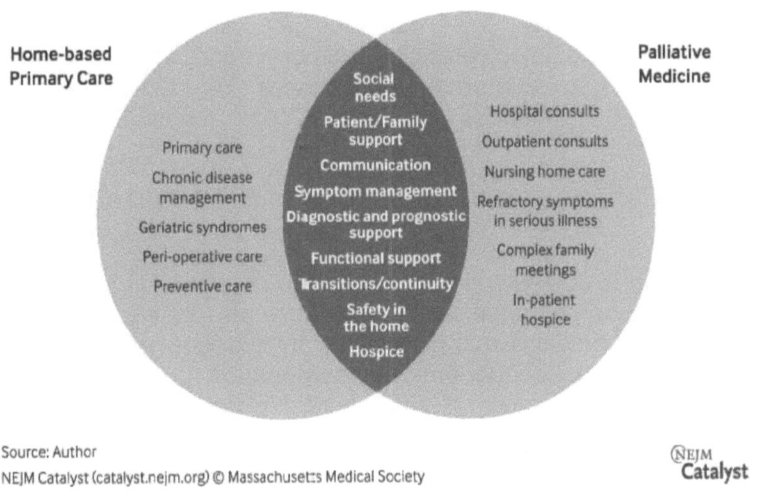

Source: Author
NEJM Catalyst (catalyst.nejm.org) © Massachusetts Medical Society

NEJM
Catalyst

vários aspectos dos resultados dos doentes.

3. Paciente externoPC

Se a integração precoce dos CP fosse implementada numa base generalizada, a procura de CP aumentaria drasticamente. Para dar resposta ao aumento da procura, reduzir a sobrecarga dos especialistas em CP e garantir que a fadiga da compaixão é resolvida, todos os médicos de cuidados primários devem ser devidamente instruídos e treinados para prestar CP básicos e ser capazes de envolver os doentes em ACP no início do processo de doença[36] . As clínicas ambulatórias especializadas podem ser outra forma eficaz de prestar serviços de CP a um maior número de doentes na comunidade[124] . A reabilitação pulmonar pode ser outro contexto em que se podem oferecer, pelo menos, CP básicos, uma vez que os fundamentos do apoio social e educativo já existem[6,125] .

Além disso, Le et al.[126] descobriram que os médicos de outras especialidades têm maior probabilidade de utilizar os serviços de CP se estes estiverem presentes noutra clínica. Embora isto não seja certamente possível em todos os casos, a presença de médicos de CP em clínicas respiratórias ou centros de reabilitação pulmonar seria um primeiro passo lógico. Para além da expansão dos cuidados primários e das clínicas especializadas em ambulatório, a expansão dos serviços de cuidados ao domicílio também complementará estes esforços. Alguns serviços de cuidados domiciliários nos Estados Unidos também desenvolveram programas integrados de CP para doentes que não cumprem os critérios da Medicare para beneficiarem de cuidados paliativos, com resultados iniciais promissores[53].

4. Melhorar a coordenação dos cuidados de saúde para PC

A melhoria dos cuidados de CP tem o potencial de melhorar a qualidade de vida dos doentes. Os CP não só devem ser integrados nos cuidados primários dos doentes com doenças graves, como também devem ser adequadamente coordenados.

As boas equipas de CP são multidisciplinares por natureza e incluem enfermeiros, médicos de clínica geral e especialistas, terapeutas ocupacionais, fisioterapeutas, terapeutas da fala, nutricionistas e assistentes sociais. Os médicos envolvidos na equipa variam consoante o diagnóstico do doente - os doentes com DPOC beneficiarão do envolvimento da medicina respiratória, os doentes com DPOC e história de insuficiência cardíaca podem necessitar de ajuda cardiológica adicional, enquanto os doentes com DPOC e doença de Parkinson podem necessitar de apoio neurológico, etc. Uma melhor coordenação depende em grande medida da comunicação entre a equipa multidisciplinar, os doentes e as suas famílias, para que os doentes tenham acesso a serviços que satisfaçam as suas necessidades individuais, assegurando simultaneamente que os diferentes prestadores de cuidados de saúde não prestem cuidados sem colaboração.

Muitos sistemas de saúde estão agora a implementar cuidados coordenados para todos os tipos e níveis de cuidados, embora com diferentes modelos de prestação. Enquanto muitos sistemas contam com enfermeiros para coordenar os cuidados[127-129], outros contam com enfermeiros registados, médicos de cuidados primários, especialistas e assistentes sociais médicos[130,131]. O profissional mais adequado para a coordenação dos cuidados continua a ser uma questão em aberto, e a resposta depende provavelmente da natureza do estado do doente, bem como do montante que os hospitais estão dispostos a investir na coordenação dos cuidados.

Num estudo qualitativo realizado por Epiphaniou et al.[132] , a maioria dos doentes com cancro do pulmão apreciou a ajuda e os cuidados prestados pelos "trabalhadores-chave" que coordenam os cuidados, facilitando a comunicação entre os doentes, os hospitais e os profissionais de saúde. O mesmo estudo concluiu também que os doentes com DPOC tinham menos acesso a estes trabalhadores-chave dedicados do que os doentes com cancro do pulmão. Assim, embora seja necessário prestar atenção a uma melhor coordenação dos cuidados aquando da mudança para o tratamento precoce da PC, a necessidade de cuidados coordenados é particularmente grande para os doentes com DPOC.

5. Lidar com o cansaço da compaixão

Um aspeto importante a ter em conta na transição para a integração precoce dos CP é o stress adicional que os profissionais de CP podem sofrer em resultado disso. Os profissionais de CP, incluindo médicos, enfermeiros e até musicoterapeutas, são vulneráveis à fadiga da compaixão devido a uma variedade de factores - incluindo uma carga de trabalho pesada, percepções sociais da morte como um fracasso da equipa de cuidados e a tensão emocional de lidar com doentes com doenças crónicas e condições de deterioração[133-135] .

A fadiga por compaixão, um tipo de burnout específico das pessoas que exercem profissões de prestação de cuidados, pode levar a uma crescente insatisfação no trabalho e desespero se não for tratada[136] . A fadiga por compaixão pode não só desmobilizar os profissionais de CP, como a sua insatisfação pode também ter um impacto negativo nos seus doentes e nas suas vidas pessoais.

As pessoas que trabalham em cuidados paliativos devem ser sensibilizadas para os factores de stress no seu ambiente de trabalho que podem promover a fadiga por compaixão e procurar uma rede de apoio onde possam partilhar as suas experiências e sentimentos[135] .

6. Educação do público e dos profissionais de saúde

Para facilitar a integração bem sucedida do PC no tratamento da DPOC, é necessário ter em conta vários aspectos importantes.

Em primeiro lugar, a noção de que a CP é sinónimo de morte

deve ser dissipada para que a integração seja aceite. Para tal, a educação sobre o verdadeiro âmbito dos CP deve ser ministrada logo na formação médica, uma vez que muitos estudantes de medicina e estagiários em formação não estão particularmente confiantes nas suas competências em CP[37] . Em segundo lugar, os médicos devem ser instruídos sobre como lidar com as más notícias e como encorajar o encaminhamento precoce para os serviços de CP. Em terceiro lugar, os doentes e as suas famílias devem ser incluídos nos debates sobre os ACP e informados sobre os benefícios do início precoce dos CP para facilitar o modelo de integração, nomeadamente para reduzir a crença na dicotomia entre CP e cuidados curativos.

Parte desta mudança pode ser o facto de os CP passarem a ser designados por "cuidados de apoio", uma vez que os doentes podem desconfiar menos de tal encaminhamento[37,66,137] . Os doentes com cancro avançado responderam mais favoravelmente ao termo "cuidados de apoio" do que a "cuidados paliativos" e associaram o termo a uma maior necessidade futura[137] . No entanto, esta ideia não é totalmente incontroversa - alguns especialistas continuam cépticos quanto à eficácia imediata de uma mudança de nome. Acreditam que uma mudança de nome, por si só, não é suficiente para ultrapassar o imenso estigma social que rodeia os CP e que essa mudança de nome deve ser acompanhada de uma educação exaustiva sobre os CP, tanto para os médicos como para os doentes[138,139] , para que compreendam os benefícios dos CP e o facto de que os CP podem e devem ser integrados em tratamentos que salvam vidas. Também pode ser útil apresentar a CP como um plano de tratamento que se concentra na gestão dos sintomas e assegura a comunicação entre ambas as partes.

7. Financiamento adequado para PC

A nível político, é fundamental que os doentes não sejam arbitrariamente forçados a escolher entre tratamentos modificadores da doença e CP, como sugerem os actuais modelos de financiamento nos Estados Unidos, uma vez que ambas as modalidades podem coexistir[3] . Em última análise, é necessário garantir a sustentabilidade dos programas, possivelmente através de um aumento do financiamento e de incentivos financeiros para os médicos, de modo a que os programas integrados de CP possam prosperar[17] .

A tradução de conhecimentos é um importante fator de

mudança de políticas. Os investigadores que trabalham na tradução de conhecimentos sobre PC referiram que os maiores obstáculos ao seu trabalho incluem a insuficiência de financiamento e de recursos e a estigmatização da PC[67] . Por conseguinte, o financiamento deve abranger todos os domínios da PC, incluindo, entre outros, a aplicação, a transferência de conhecimentos, a educação e a investigação.

8. Investigação futura

A política de saúde e os pontos de vista da sociedade podem mudar drasticamente face à investigação baseada em provas.

Embora os opióides sejam eficazes no tratamento da dispneia[72] , os relatórios scbre as doses iniciais recomendadas e os regimes de titulação continuam a ser inconsistentes[10,58] . É necessário mais trabalho para estabelecer orientações fiáveis para a administração de opiáceos e para investigar a forma como os opiáceos podem ser optimizados para os doentes com DPOC.

É necessário envidar esforços em grande escala para desenvolver orientações clínicas de CP específicas para a doença, a fim de ajudar os médicos a otimizar os cuidados. Por exemplo, ainda não existe um índice de prognóstico padrão para prever a mortalidade e a gravidade em doentes com DPOC, em grande parte devido à falta de estudos que investiguem a validade e a exatidão dos índices existentes, como o BODE, o ADO e o DOSE[88,89] . A investigação com amostras maiores e uma maior aleatorização tem o potencial de recomendar os índices mais adequados às condições de um doente e à capacidade do hospital para medir as variáveis incluídas.

Existe um conjunto crescente de investigação para identificar os índices de prognóstico mais adequados para a DPOC[86,87] ; os investigadores devem defender mais investigação e criar estruturas que recomendem o índice mais adequado tendo em conta as capacidades de diagnóstico de um hospital. Em geral, o índice BODE (IMC, obstrução das vias aéreas, dispneia, exercício) demonstrou ser o melhor índice para prever a mortalidade a 5 anos[86] . No entanto, como já foi referido, as medidas de desempenho físico, como o "teste de caminhada de 6 minutos", não podem ser efectuadas em muitos contextos clínicos[87] . Por conseguinte, é necessário continuar a explorar indicadores comuns de deterioração da qualidade de vida que possam prever de forma fiável a gravidade da DPOC. Em primeiro lugar, a PPS parece ser uma alternativa poderosa (ou, pelo menos, um complemento) à pergunta surpresa, que tem o potencial de melhorar a discriminação exacta em doenças não oncológicas[19,92,94]

A gravidade da dispneia está bem correlacionada com a gravidade da DPOC e o número de comorbilidades[100] . A utilização da espirometria para medir os valores do FEVi, que é normalizada e facilmente reprodutível, deve, por conseguinte, ser investigada e validada para o prognóstico da gravidade da DPOC e o seu impacto no doente[140,141] .

Com a crescente legalização da marijuana recreativa e medicinal em muitas partes do mundo desenvolvido, há um interesse crescente no papel da canábis no tratamento da doença pulmonar. Foi demonstrado que a marijuana tem um efeito broncodilatador agudo[142] , mas um pequeno estudo clínico de 16 doentes com DPOC avançada, de outubro de 2018, mostrou que a utilização de marijuana vaporizada (contendo tetra-hidrocanabinol) não teve qualquer efeito percetível no esforço ou na falta de ar da DPOC[143] . À medida que as restrições legais ao consumo de canábis diminuem, as controvérsias existentes sobre a eficácia da canábis no tratamento de doenças pulmonares, bem como as preocupações com os efeitos secundários do consumo de canábis, exigem mais atenção. São necessários ensaios clínicos randomizados de maior dimensão para tirar conclusões mais definitivas sobre a adequação da canábis para o tratamento dos sintomas da DPOC.

As doenças crónicas como a DPOC podem ser muito stressantes tanto para os doentes como para os seus cuidadores, que muitas vezes sofrem de fadiga por compaixão. Os resultados iniciais da investigação sobre o Therapeutic Touch® são promissores e têm o potencial de melhorar a qualidade de vida dos doentes com DPOC, aliviando simultaneamente o sofrimento dos prestadores de cuidados[116] . Dada a segurança e a viabilidade da utilização do TT, devem ser efectuadas mais pesquisas para investigar os potenciais benefícios do TT, bem como de outras terapias complementares, como parte dos CP.

A literatura mostra que a integração precoce e coordenada dos CP nos cuidados primários pode ser benéfica para os doentes com doenças crónicas, incluindo a DPOC. No entanto, a quantidade de investigação sobre os benefícios dos CP para os doentes com DPOC é inferior à quantidade de literatura disponível sobre os CP para os doentes com cancro - esta tendência é simultaneamente uma causa e um sintoma do facto de os doentes com DPOC continuarem a ser negligenciados em termos de serviços de CP. Muitas das provas da integração precoce dos CP provêm de coortes de doentes com cancro; estudos futuros devem explorar os benefícios dos CP precoces em termos de redução dos encargos com os cuidados de saúde, controlo dos sintomas, melhoria da qualidade de vida e otimização dos cuidados coordenados especificamente para os doentes com DPOC. Dado o aumento da prevalência global da DPOC, os estudos futuros devem visar coortes de doentes com DPOC e investigar os benefícios do CP precoce nesta população.

Há uma clara necessidade de introduzir o PC mais cedo e de forma mais alargada; se esta iniciativa requer um esforço concertado para combater os estereótipos existentes ou uma reformulação da marca do PC dependerá também dos resultados de investigação futura.

9. Tradução de conhecimentos

Os avanços na investigação dependem da tradução dos conhecimentos para mudar os cuidados de saúde. Os resultados promissores merecem atenção e investigação adicional.

Poderão existir alternativas mais poderosas aos preditores gerais de declínio prevalecentes. A pergunta surpresa[90] é melhor do que a intuição na previsão da morte, mas tem uma elevada taxa de falsos positivos[93] e é pior na discriminação de doenças não oncológicas[92] como a DPOC. Por outro lado, a eficácia da PPS como ferramenta de prognóstico em contextos de CP foi demonstrada[19,94], e estes resultados devem ser tidos em conta quando se defende a PPS para o prognóstico de doenças crónicas particularmente imprevisíveis como a DPOC. Ferramentas de prognóstico mais normalizadas para a DPOC, como a utilização da espirometria para medir a pontuação do FEVi, são uma adição promissora ao conjunto de ferramentas de prognóstico, uma vez que a dispneia é um indicador fiável da deterioração da DPOC e a ferramenta é normalizada[100,140,141].

A comunicação entre o médico e o doente é particularmente importante no caso das doenças crónicas. As discussões sobre a progressão da doença no momento do diagnóstico podem melhorar a satisfação do doente e facilitar a discussão sobre a integração precoce dos CP à medida que a doença progride[16]. Foi demonstrado que a ACP precoce reduz a sobrecarga dos prestadores de cuidados e é preferida pelos doentes e suas famílias[36-40] , mas alguns médicos mostram-se relutantes em fazê-lo. Os sistemas de saúde devem ser sensibilizados para este facto e introduzir as alterações necessárias nas orientações da ACP e na formação dos médicos.

Os CP integrados e precoces são ainda um conceito relativamente novo para muitos sistemas de saúde. Novos estudos demonstraram que os CP especializados e integrados prestados aos doentes com doenças crónicas no início da evolução da doença podem reduzir os custos dos cuidados de saúde e as hospitalizações[60-62,123] , aumentar a sobrevivência dos doentes[44,58,68,69,72] , reduzir o peso da doença[36,68] e melhorar a qualidade de vida global dos doentes. Os CP dão ênfase à comunicação e à autonomia dos doentes e permitem-lhes viver o resto das suas vidas de acordo com os seus próprios desejos, mas com aconselhamento e ajuda profissional. Ao integrar os CP nos tratamentos de manutenção da vida, os doentes também experimentam uma continuidade nos seus cuidados, em vez de uma mudança abrupta de foco dos cuidados de manutenção da vida para os cuidados paliativos.

As equipas de CP são inerentemente multidisciplinares e envolvem uma série de médicos e outros profissionais de saúde. A estratégia para a coordenação dos cuidados e a medida em que é implementada pelos hospitais podem variar muito, mas há provas de que estes programas têm um impacto positivo significativo, reduzindo os custos hospitalares e as taxas de readmissão[144] . A coordenação dos cuidados é particularmente importante para permitir uma integração mais precoce dos CP e para os adaptar a cada doente; os "trabalhadores-chave" que coordenam os cuidados e a comunicação entre as partes envolvidas nos cuidados de saúde de um doente demonstraram ser altamente valorizados pelos doentes que recebem CP[132] . Infelizmente, os doentes com DPOC têm atualmente menos acesso a técnicos de saúde do que os doentes com cancro do pulmão[132] .

Os investigadores envolvidos na translação de conhecimentos têm um papel a desempenhar para garantir que as descobertas promissoras e as preocupações dos clínicos e dos investigadores sejam reconhecidas e mais bem aceites nos sistemas de saúde - o que não é certamente uma tarefa fácil, dadas as concepções erradas sobre CP que existem entre os clínicos, os decisores políticos da saúde e o público em geral.

CONCLUSÃO

Embora os CP sejam tradicionalmente associados à oncologia, os profissionais de saúde e os gestores podem fazer deles uma estratégia de gestão essencial para todos os doentes com doenças crónicas não malignas em fase terminal, incluindo a DPOC. Os doentes com DPOC e cancro sofrem de sintomas semelhantes que são tratados da mesma forma, independentemente da doença subjacente. No entanto, ainda não existem serviços de CP para os doentes com DPOC devido a um prognóstico difícil e a uma ideia errada na sociedade que equipara os CP aos cuidados em fim de vida, pelo que não são adequados para a maioria dos doentes com DPOC.

Abordar o prognóstico da DPOC, a marca do CP e os benefícios da integração precoce do CP (particularmente em doentes com DPOC) ajudará os doentes com DPOC a ultrapassar as barreiras que atualmente os impedem de reconhecer os benefícios do CP e de aceder a ele em tempo útil. A tradução dos conhecimentos é crucial para permitir que mais clínicos e decisores políticos no domínio da saúde tomem nota das provas disponíveis e efectuem as alterações necessárias aos cuidados dos doentes. As terapias complementares têm o potencial de melhorar a qualidade de vida dos doentes e reduzir a fadiga da família e dos prestadores de cuidados, melhorando simultaneamente o conforto durante os cuidados em fim de vida.

À medida que a nossa população envelhece e se prevê que o peso das doenças crónicas como a DPOC aumente, é fundamental que os doentes com doenças limitadoras da vida tenham acesso a CP de elevada qualidade. Embora existam obstáculos ao desenvolvimento de programas integrados de CP, os benefícios para os doentes, os médicos e os sistemas de saúde são numerosos e significativos. O que importa é que os doentes e as suas famílias têm direito ao conforto no fim da vida, independentemente do diagnóstico.

REFERÊNCIAS

1.	Curtis JR. Palliative care for patients with chronic obstructive pulmonary disease (Cuidados paliativos para doentes com doença pulmonar obstrutiva crónica). *Resp Med COPD* **2,** 86-90 (2006).

2.	Disler, R. T. *et al.* Intervenções para apoiar uma abordagem de cuidados paliativos em doentes com doença pulmonar obstrutiva crónica: uma revisão integrativa. *Int. J. Nurs. Stud.* **49,** 1443-1458 (2012).

3.	Hardin, K. A., Meyers, F. & Louie, S. Integrar os cuidados paliativos na doença pulmonar obstrutiva crónica grave. *COPD J. Chronic Obstr. Pulm. Dis.* **5,** 207-220 (2008).

4.	Tsim, S. & Davidson, S. End-of-Life Care in a General Respiratory Ward in the United Kingdom (Cuidados no fim da vida numa enfermaria de cuidados respiratórios gerais no Reino Unido). *Am. J. Hosp. Palliat. Med.* **31,**172-174 (2014).

5.	Gardiner, C. *et al.* Exploring the care needs of patients with advanced COPD: a review of the literature. *Respir. Med.* **104,**159-165 (2010).

6.	Gore, J. M., Brophy, C. J. & Greenstone, M. A. How well do we care for patients with end-stage chronic obstructive pulmonary disease (COPD)? A comparison of palliative care and quality of life in COPD and lung cancer (Uma comparação entre cuidados paliativos e qualidade de vida na DPOC e no cancro do pulmão). *Thorax* **55,** 1000-1006 (2000).

7.	Knauft, E., Nielsen, E. L., Engelberg, R. A., Patrick, D. L. & Curtis, J. R. Barriers and facilitators to end-of-life care communication for patients with COPD. *Chest* **127,** 2188-2196 (2005).

8.	Najafzadeh, M. *et al.* Impacto futuro de várias intervenções sobre o peso da DPOC no Canadá: um modelo populacional dinâmico. *PLoS One* **7,** (2012).

9.	Habraken, J. M. *et al.* Health-Related Quality of Life in End-Stage COPD and Lung Cancer Patients (Qualidade de vida relacionada com a saúde em doentes com DPOC em fase terminal e cancro do pulmão). *J. Pain Symptom Manage.* **37,** 973-981 (2009).

10.	Boland, J., Martin, J., Wells, A. U. & Ross, J. R. Palliative care for people with non-malignant lung disease: summary of current evidence and future directions. *Palliat. Med.* **27,** 811-816 (2013).

11.	Pantilat, S. Z., O'Riordan, D. L., Dibble, S. L. & Landefeld, C. S. Longitudinal assessment of symptom severity among hospitalised elders diagnosed with cancer, heart failure, and chronic obstructive pulmonary disease. *J. Hosp. Med.* **7,** 567-572 (2012).

12.	Claessens, M. T. *et al.* Dying with lung cancer or chronic obstructive pulmonary disease: insights from SUPPORT. *J. Am. Geriatr. Soc.* **48,** S146-S153 (2000).

13.	Reinke, L. F. *et al.* Transitions Regarding Palliative and End-of-Life Care in Severe Chronic Obstructive Pulmonary Disease or Advanced Cancer: Issues Identified by Patients, Family Members, and Physicians [Transições relativas aos cuidados paliativos e de fim de vida na doença pulmonar obstrutiva crónica grave ou no cancro avançado: questões identificadas pelos doentes, familiares e médicos]. *J. Palliat. Med.* **11,** 601-609 (2008).

14.	Akgun, K. M., Crothers, K. & Pisani, M. Epidemiology and treatment of common lung diseases in the elderly. *Revistas Gerontol. - Ser. A Biol. Sci. Med. Sci.* **67 A,** 276-291 (2012).

15.	Cuidados paliativos. *Organização Mundial de Saúde* (2018). Disponível em: http://www.who.int/news-room/fact-sheets/detail/palliative-care. (acedido em: 30 de setembro de 2018)

16.	Teno, J. *et al.* Do formal advance directives influence resuscitation decisions and use of resources in critically ill patients? *J. Clin. Ethics* **5,** 23 (1994).

17.	Partridge, A. H. *et al.* Developing a service model that integrates palliative care throughout cancer care: The time is now. *J. Clin. Oncol.* **32**, 3330-3336 (2014).

18. Downar, J. *et al.* Sobrevivência de doentes com um diagnóstico não oncológico admitidos numa unidade de cuidados paliativos: Um estudo retrospetivo. *J. Palliat. Med.* **15**, 661666 (2012).

19. Lau, F *et al.* Utilização da Palliative Performance Scale (PPS) para o prognóstico de fim de vida num serviço de consulta de cuidados paliativos. *J. Pain Symptom Manage.* **37**, 965-972 (2009).

20. Howard, M. *et al.* Advance Care Planning: Let's Start Sooner (Planeamento de Cuidados Avançados: Comecemos mais cedo). *Can. Fam. Physician* **61**, 663-665 (2015).

21. Rocker, G. M., Simpson, A. C. & Horton, R. Palliative care in advanced lung disease: the challenge of integrating palliation into everyday care. *Chest* **148**, 801-809 (2015).

22. Curtis, J. R. *et al.* Patient perspectives on physician competence in end-of-life care: Differences among patients with COPD, cancer, and AIDS. *Chest* **122**, 356-362 (2002).

23. Janssen, D. J. A., Engelberg, R. A., Wouters, E. F M. & Curtis, J. R. Advance care planning for patients with COPD: Past, present and future. *Patient Educ. Couns.* **86**, 19-24 (2012).

24. Teno, J. M., Gruneir, A., Schwartz, Z., Nanda, A. & Wetle, T. Association between advance directives and quality of end-of-life care: a national study. *J. Am. Geriatr. Soc.* **55**, 189-194 (2007).

25. White, A. C. Long-Term Mechanical Ventilation: Management Strategies (Ventilação mecânica de longa duração: estratégias de gestão). *Respir. Care* **57**, 889-899 (2012).

26. Rittayamai, N. *et al.* Efeitos positivos e negativos da ventilação mecânica no sono na unidade de cuidados intensivos: uma revisão com recomendações clínicas. *Intensive Care Med.* **42**, 1-11 (2016).

27. Cooper, A. B. *et al.* Sleep in critically ill patients requiring mechanical ventilation. *Chest* **117**, 809-818 (2000).

28. Vignaux, L. *et al.* Assincronia do ventilador do paciente durante a ventilação não invasiva na insuficiência respiratória aguca: um estudo multicêntrico. *Intensive Care Med.* **35**, 840-846 (2009).

29. Futier, E. *et al.* A ventilação ccm pressão de suporte atenua as alterações proteicas induzidas pelo ventilador no diafragma. *Crit. Care* **12**.1-9 (2008).

30. Sassoon, C. S. H., Zhu, E. & Caiozzo, V. J. Assist-control mechanical ventilation attenuates attenuated ventilator-induced diaphragmatic dysfunction. *Am. J. Respir. Crit. Care Med.* **170**, 626-632 (2004).

31. Schepens, T. *et al.* O curso da atrofia do diafragma em pacientes ventilados avaliados com ultrassom: um estudo de coorte longitudinal. *Crit. Care* **19**, 1-8 (2015).

32. Bulow, H. H. *et al.* The positions of the major world religions on end-of-life decisions in the intensive care unit (As posições das principais religiões do mundo sobre as decisões de fim de vida na unidade de cuidados intensivos). *Intensive Care Med.* **34**, 423-430 (2008).

33. Hajizadeh, N., Goldfeld, K. & Crothers, K. O que acontece aos doentes com DPOC em oxigenoterapia de longa duração que são ventilados mecanicamente devido a uma exacerbação da DPOC? Um estudo retrospetivo de acompanhamento de 1 ano. *Thorax* **70**, 294-296 (2015).

34. Sorenson, H. M. Improving end-of-life care for patients with chronic obstructive pulmonary disease (Melhorar os cuidados no fim da vida dos doentes com doença pulmonar obstrutiva crónica). *Ther. Adv. Respir. Dis.* **7**, 320-326 (2013).

35. Gardiner, C. *et al.* Living with advanced chronic obstructive pulmonary disease: patients' concerns about death and dying. *Palliat. Med.* **23**, 691-697 (2009).

36. Gardiner, C., Cobb, M., Gott, M. & Ingleton, C. Barriers to providing palliative care for older people in acute hospitals. *Ageing* **40**, 233-238 (2011).

37. Von Roenn, J. H., Voltz, R. & Serrie, A. Barriers and Approaches to the Successful Integration of Palliative Care and Oncology Practice (Barreiras e abordagens para a

integração bem-sucedida dos cuidados paliativos e da prática oncológica). *J Natl Compr Canc Netw* **11,** pp- 11-16 (2013).

38. Yun, Y H. *et al.* Attitudes of cancer patients and their families towards disclosure of a terminal illness. *J. Clin. Oncol.* **22,** 307-314 (2004).

39. Wright, A. A. *et al.* Associations Between End-of-Life Discussions, Patient Mental Health, Medical Care Near Death, and Caregiver Bereavement Adjustment (Associações entre discussões sobre o fim da vida, saúde mental do doente, cuidados médicos perto da morte e ajustamento do luto do prestador de cuidados). **300,** 1665-1673 (2008).

40. Gott, M. *et al.* Barriers to anticipatory care planning in chronic obstructive pulmonary disease (Barreiras ao planeamento antecipado de cuidados na doença pulmonar obstrutiva crónica). *Palliat. Med.* **23,** 642-648 (2009).

41. Curtis, J. R. *et al.* An Approach to Understanding the Interaction of Hope and Desire for Explicit Prognostic Information among Individuals with Severe Chronic Obstructive Pulmonary Disease or Advanced Cancer (Uma abordagem para compreender a interação entre a esperança e o desejo de obter informações prognósticas explícitas entre indivíduos com doença pulmonar obstrutiva crónica grave ou cancro avançado). *J. Palliat. Med.* **11,** 610-620 (2008).

42. Fahim, A. & Kastelik, J. A. Understanding palliative care and end-of-life decisions in chronic obstructive pulmonary disease (Compreender os cuidados paliativos e as decisões de fim de vida na doença pulmonar obstrutiva crónica). *Clin. Respir. J.* **8,** 312-320 (2014).

43. Heffner, J. E. Advance care planning in chronic obstructive pulmonary disease: hurdles and opportunities (Planeamento de cuidados avançados na doença pulmonar obstrutiva crónica: obstáculos e oportunidades). *Curr. Opin. Pulm. Med.* **17,**103-109 (2011).

44. Au, D. H. *et al.* Um ensaio aleatório para melhorar a comunicação sobre os cuidados de fim de vida entre os doentes com DPOC. *Chest* **141,** 726-735 (2012).

45. Janssen, D. J. A., Spruit, M. A., Schols, J. M. G. A. & Wouters, E. F. M. A call for high-quality advance care planning in outpatients with severe COPD or chronic heart failure. *Chest* **139,**1081-1088 (2011).

46. Chochinov, H. M. Dignity and the essence of medicine: the A, B, C, and D of dignity conserving care. *Bmj* **335,**184-7 (2007).

47. Glogowska, M. *et al.* 'Sometimes we can't fix things': A qualitative study of healthcare professionals' perceptions of end-of-life care for patients with heart failure. *BMC Palliat. Care* **15.**1-10 (2016).

48. Beernaert, K. *etal.* Encaminhamento para cuidados paliativos para DPOC e outras doenças crónicas: Um estudo de base populacional. *Respir. Med.* **107,**1731-1739 (2013).

49. Bloom, C. I. *et al.* Low utilisation of palliative care for COPD patients in primary care in the UK (Baixa utilização de cuidados paliativos para doentes com DPOC nos cuidados primários no Reino Unido). *Eur. Respir. J.* **51,**1701879 (2018).

50. Mahtani-Chugani, V., Gonzalez-Castro, I., De Ormijana-Hernandez, A. S., Martin-Fernandez, R. & De La Vega, E. F Como cuidar de doentes com doenças terminais não oncológicas? Barreiras a uma abordagem de cuidados paliativos. *Palliat.*

   Med. **24,** 787-795 (2010).

51. Strand, J. J., Kamdar, M. M. & Carey, E. C. As 10 coisas mais importantes que os médicos de cuidados paliativos gostariam que toda a gente soubesse sobre cuidados paliativos. *Mayo Clin. Proc.* **88,** 859-865 (2013).

52. Spence, A. *et al.* Profissionais que prestam cuidados paliativos a pessoas com DPOC: estudo qualitativo. *Palliat. Med.* **23,**126-131 (2009).

53. Labson, M. C., Sacco, M. M., Weissman, D. E., Gornet, B. & Stuart, B. Innovative models of home-based palliative care. *Cleve. Clin. J. Med.* **80,** (2013).

54. Lemond, L. & Allen, L. A. Palliative Care and Hospice in Advanced Heart Failure (Cuidados Paliativos e Cuidados Paliativos na Insuficiência Cardíaca Avançada). *Prog*

Cardiovasc. Dis. **54,**168-178 (2011).

55. Jackson, V. A. *et al.* The Cultvation of Prognostic Awareness Through the Provision of Early Palliative Care in the Ambulatory Setting: A Communication Guide (O cultivo da consciência prognóstica através da prestação de cuidados paliativos precoces em ambulatório: um guia de comunicação). *J. Palliat. Med.* **16,** 894-900 (2013).

56. Louie K, Bertolino M, F. R. Management of persistent tough. *J. Palliat. Care* **8,** 4648 (1992).

57. Homsi, J., Walsh, D. & Nelson, K. A. Important drugs for cough in advanced cancer. *Apoio. Care Cancer* **9,** 565-574 (2001).

58. Yohannes, A. M. Palliative care for patients with chronic obstructive pulmonary disease (Cuidados paliativos para doentes com doença pulmonar obstrutiva crónica). *Health Qual. Life Outcomes* **5.**1-6 (2007).

59. Au, D. H., Udris, E. M., Fihn, S. D., Mcdonell, M. B. & Curtis, J. R. Differences in Health Care Utilisation at the End of Life Among Patients With Chronic Obstructive Pulmonary Disease and Patients With Lung Cancer. **166,** (2006).

60. Batzlaff, C. M., Karpman, C., Afessa, B. & Benzo, R. P Predicting 1-Year Mortality Rate for Patients Admitted With an Acute Exacerbation of Chronic Obstructive Pulmonary Disease to an Intensive Care Unit: An Opportunity for Palliative Care. *Mayo Clin. Proc.* **89,** 638-643 (2014).

61. Smith, T. J. *et al.* A High-Volume Specialist Palliative Care Unit and Team May Reduce In-Hospital End-of-Life Care Costs. *J. Palliat. Med.* **6,** 699-705 (2003).

62. Steer, J., Gibson, J. & Bourke, S. C. The DECAF score: predicting hospital mortality in exacerbations of chronic obstructive pulmonary disease. *Thorax* **67,** 970-976 (2012).

63. Duenk, R. G. *et al.* PROLONG: Um estudo controlado por grupos para investigar a identificação de doentes com DPOC com mau prognóstico e a implementação de medidas paliativas proactivas

    Cuidados. *BMC Pulm. Med.* **14,**1-13 (2014).

64. Bourke, S. & Peel, E. Palliative care in chronic progressive lung disease (Cuidados paliativos na doença pulmonar crónica progressiva). *Clin. Med.* **14,** 325 (2014).

65. Kelley, A. S. & Meier, D. E. Palliative Care -A Shifting Paradigm (Cuidados paliativos - uma mudança de paradigma). *N. Engl. J. Med.* **363,** 781-782 (2010).

66. Mason, B. *et al.* Coordination of care for individuals with advanced progressive conditions: a multi-site ethnographic and serial interview study. *Br. J. Gen. Pract.* **63,** 580-588 (2013).

67. Kernohan, W. G., Brown, M. J., Payne, C. & Guerin, S. Barreiras e facilitadores à transferência e intercâmbio de conhecimentos na investigação em cuidados paliativos. *BMJ Evidence-Based Med. Mor.* **0,** 1-6 (2018).

68. Temel, J. S. *etal.* Early palliative care for patients with metastatic non-small cell lung cancer. *Nejm* **363,** 733-42 (2010).

69. Bakitas, M. A. *et al.* Early versus delayed initiation of concurrent palliative oncology care: patient outcomes in the ENABLE III randomised controlled trial. *J. Clin. Oncol.* **33,** 1438-1445 (2015).

70. Brown, C. E., Jecker, N. S. & Curtis, J. R. Inadequate palliative care for chronic lung disease - a problem of health care disparities. *Ann. Am. Thorac. Soc.* **13,** 311-316 (2016).

71. Goodridge, D. *et al.* Healthcare utilisation by patients with chronic obstructive pulmonary disease and lung cancer in the last 12 months of life (Utilização de cuidados de saúde por doentes com doença pulmonar obstrutiva crónica e cancro do pulmão nos últimos 12 meses de vida). *Respir. Med.* **102,** 885-891 (2008).

72. Higginson, I. J. *etal.* Um serviço integrado de cuidados paliativos e respiratórios para doentes com doença avançada e falta de ar refractária: um ensaio aleatório controlado. *LancetRespir. Med.* **2,** 979-987 (2014).

73. Gomes, B. *et al.* Efetividade e custo-efetividade dos cuidados paliativos domiciliares para

adultos com doença avançada e seus cuidadores. *São Paulo Med J.* *134,* 93 (2016).

74. Rabow, M. *et al.* Moving Upstream: A Review of the Evidence of the Impact of Outpatient Palliative Care. *J. Palliat. Med.* **16,**1540-1549 (2013).

75. Murphy, S. A., Mydin, H. H., Fatah, S. & Antunes, G. Previsão do fim da vida em doentes com exacerbação da DPOC através de avaliação clínica de rotina. *Respir. Med.* **104,** 1668-1674 (2010).

76. Johnson, M. & Gadoud, A. Palliative care for people with chronic heart failure: when is it time? *J. Palliat. Care* **27,** 37-42 (2011).

77. Pinnock, H. *et al.* Living and dying with severe chronic obstructive pulmonary disease: Qualitative multi-perspective longitudinal study. *BMJ* **342,** 268 (2011).

78. Reardon, J. Z., Lareau, S. C. & ZuWallack, R. Functional Status and Quality of Life in Chronic Obstructive Pulmonary Disease. *Am. J. Med.* **119,** 32-37 (2006).

79. Maddocks, M., Lovell, N., Booth, S., Man, W. D. C. & Higginson, I. J. Palliative care and management of troublesome symptoms for people with chronic obstructive pulmonary disease. *Lancet* **390,** 988-1002 (2017).

80. Benzo, R. *et al.* Factores para informar os médicos sobre o fim da vida na doença pulmonar obstrutiva crónica grave. *J. Pain Symptom Manage.* **46,** 491-499.e4 (2013).

81. Vermylen, J. H., Szmuilowicz, E. & Kalhan, R. Palliative care in COPD: An unmet area for quality improvement. *Int J COPD* **10,**1543-1551 (2015).

82. Celli, B. R. *et al.* The Body-Mass Index, Airflow Obstruction, Dyspnea, and Exercise Capacity Index in Chronic Obstructive Pulmonary Disease. *N. Engl. J. Med.* 10051012 (2004). doi:10.1056/NEJMoa021322

83. Sundh, J., Janson, C., Lisspers, K., Stallberg, B. & Montgomery, S. O índice de dispneia, obstrução, tabagismo e exacerbação (DOSE) é um indicador de mortalidade na DPOC. *Prim. Care Respir. J.* **21,** 295-301 (2012).

84. Puhan, M. A. *et al.* Expanding the prognostic assessment of patients with chronic obstructive pulmonary disease: the updated BODE index and the ADO index (Expandir a avaliação prognóstica de doentes com doença pulmonar obstrutiva crónica: o índice BODE atualizado e o índice ADO). *Lancet* **374,** 704-711 (2009).

85. Guerra, B. *et al.* Validação externa em larga escala e comparação de modelos de prognóstico: uma aplicação à doença pulmonar obstrutiva crónica. *BMC Med.* **16,** 113 (2018).

86. Oga, T., Tsukino, M., Hajiro, T., Ikeda, A. & Nishimura, K. Predictive properties of different multidimensional staging systems in patients with chronic obstructive pulmonary disease. *Int. J. Chron. Obstruct. Pulmon. Dis.* **6,** 521-6 (2011).

87. Jones, R. C. *et al. Multi-component* assessment of chronic obstructive pulmonary disease: an evaluation of the ADO and DOSE indices and the global obstructive lung disease categories in international primary care data sets. *Npj Prim. Care Respir. Med.* **26,** 16010 (2016).

88. Celli, B. R., Marin, J. M., Cote, C. G., Aguirre, A. & Macario, C. C. Avaliação prognóstica de pacientes com DPOC. *Lancet* **374,**1885 (2009).

89. Smith, L.-J. E., Ali, I., Stone, P., Smeeth, L. & Quint, J. K. Variáveis prognósticas e pontuações para identificar o último ano de vida na DPOC: uma revisão sistemática. *Int J COPD* **12,** 2239-2256 (2017).

90. Centro Nacional da Estrutura de Padrões de Ouro em Cuidados de Fim de Vida. O Guia de Identificação Proactiva (PIG) do Quadro de Normas de Ouro. (2016). Disponível em: https://www.goldstandardsframework.org.uk/cd-content/uploads/files/PIG/NEW %20PIG% 20-%20%20%2020.1.17%20KT%20vs17.pdf. (Acedido em: 15 de janeiro de 2019)

91. White, N., Kupeli, N., Vickerstaff, V. & Stone, P. Qual a exatidão da "Pergunta Surpresa" na identificação de doentes em fim de vida? Uma revisão sistemática e meta-análise.

BMC Med. **15**, 1-14 (2017).

92. Downar, J., Goldman, R., Pinto, R., Englesakis, M. &Adhikari, N. K. J. The "surprise question" for predicting death in seriously ill patients: a systematic review and metaanalysis. *Can. Med Assoc. J.* **189**, E484-E493 (2017).

93. Mitchell, G. K. *et al.* Intuiçãc ou um processo de seleção formal para avaliar as necessidades de cuidados paliativos em clínica geral para prever a morte no prazo de 12 meses: A randomised controlled trial. *Palliat. Med.* **32,** 384-394 (2018).

94. Anderson, F., Downing, G. M. & Hill, J. Palliative performance scale (PPS): uma nova ferramenta. *J. Palliat. Care* **12,** 5-11 (1996).

95. Wang, D. H. Beyond code status: palliative care begins in the emergency department (Para além do estado do código os cuidados paliativos começam no serviço de urgência). *Ann. Emerg. Med.* **69**, 437-443 (2017).

96. Lynch, T., Connor, S. & Clark, D. Mapping levels of palliative care development: A global update. *J. Pain Symptom Manage.* **45,**1094-1106 (2013).

97. Hannon, B. *et al. Provision of* palliative care in low- and middle-income countries: Ultrapassar as barreiras a um tratamento eficaz. *J. Clin. Oncol.* **34,** 62-68 (2016).

98. Wenk, R., De Lima, L. & Eisenchlas, J. Investigação em cuidados paliativos na América Latina: resultados de um inquérito no âmbito da Declaração de Veneza. *J. Palliat. Med.* **11,** 717-722 (2008).

99. Yang, H. B., Nelesen, R. A., Montross, L. P., Whitmore, S. M. & Ferris, F D. Comparison of International Medical Graduates with US Medical Students and Residents after a Four-Week Course in Palliative Medicine: A Pilot Study. *J. Palliat. Med.* **16**, 471-477 (2013).

100. Barr, R. G. *et al.* Comorbilidades, conhecimentos dos doentes e gestão da doença numa amostra nacional de doentes com DPOC. *Am. J. Med.* **122**, 348-355 (2009).

101. Vardar-Yagli, N. *et al.* The relationship between fear of movement, pain and fatigue severity, dyspnea level and comorbidities in patients with chronic obstructive pulmonary disease. *Disabil. Rehabil.* **0.**1-5 (2018).

102. Lohne, V. *et al.* Qualitative study on pain in patients with chronic obstructive pulmonary disease (Estudo qualitativo sobre a dor em doentes com doença pulmonar obstrutiva crónica). *Hear. Lung J. Acute Crit. Care* **39**, 226-234 (2010).

103. Abernethy, A. P. *et al.* Ensaio aleatório, em dupla ocultação, controlado por placebo e cruzado de morfina de libertação prolongada para o tratamento da dispneia refractária. *BMJ Br Med J* **327**, 523-528 (2003).

104. Clemens, K. E., Quednau, I. & Klaschik, E. Utilização de oxigénio e opiáceos na paliação da dispneia em doentes com cuidados paliativos hipóxicos e não hipóxicos: um estudo prospetivo. *Apoio. Care Cancer* **17,** 367-377 (2009).

105. Thomas, J. & von Gunten, C. Management of dyspnoea. *J. Support. Oncol.* **1,** 23-32 (2003).

106. Oxberry, S. G. & Lawrie, I. Symptom control and palliative care: management of breathlessness (Controlo dos sintomas e cuidados paliativos: gestão da falta de ar). *Br. J. Hosp. Med.* **70,** 212-216 (2009).

107. Hughes AC, Wilcock A, C. R. Gestão dos "chocalhos da morte". *J. Pain Symptom Manage.* **12,** 271-272 (1996).

108. Hughes, A., Wilcock, A., Corcoran, R., Lucas, V. & King, A. Audit of three antimuscarinic drugs for managing retained secretions. *Palliat. Med.* **14,** 221-222 (2000).

109. Bennett, M. I.: Death rattle: An examination of the use of hyoscine (scopolamine) and a review of treatment. *J. Pain Symptom Manage.* **12,** 229-233 (1996).

110. Paddison, J. S., Effing, T. W., Quinn, S. & Frith, P. A. Fatigue in COPD: Association with functional status and hospitalisations. *Eur. Respir. J.* **41,** 565-570 (2013).

111. Spruit, M. A., Vercoulen, J. H., Sprangers, M. A. G. & Wouters, E. F M. Fatigue in COPD: an important and ignored symptom (Fadiga na DPOC: um sintoma importante e ignorado).

LancetRespir. Med. **5,** 542-544 (2017).

112.   Antoniu, S. A. & Ungureanu, D. Measuring fatigue as a symptom in COPD: From descriptors and questionnaires to the importance of the problem. *Chron. Respir. Dis.* **12,** 179-188 (2015).

113.   Andersson, M., Stridsman, C., Ronmark, E., Lindberg, A. & Emtner, M. Physical activity and fatigue in chronic obstructive pulmonary disease - A population based study. *Respir. Med.* **109,** 1048-1057 (2015).

114.   Waschki, B. *etal.* Physical Activity Is the Strongest Predictor of All-Cause Mortality in Patients With COPD (A atividade física é o preditor mais forte de mortalidade por todas as causas em doentes com DPOC). *Chest* **140,** 331-342 (2011).

115.   Donaire-Gonzalez, D. *et al.* Atividade física em doentes com DPOC: Padrões e ataques. *Eur. Respir. J.* **42,** 993-1002 (2013).

116.   Senderovich, H. *et al.* Therapeutic Touch® numa enfermaria de cuidados paliativos geriátricos - um estudo retrospetivo. *Complement. Ther. Clin. Pract.* **24,**134-138 (2016).

117.   Senderovich, H. & Kumarappah, A. Papel do Toque Terapêutico na gestão do comportamento reativo em doentes com demência. *J Alzheimers Dis Park.* **6,** Suppl (2016).

118.   Tabatabaee, A. *et al.* Efeito do Toque Terapêutico em pacientes com cancro: uma revisão da literatura. *Med Arch* **70.**142 (2016).

119.   Philip, J. *et al.* Facilitating Change and Adaptation: The Experiences of Current and Bereaved Carers of Patients with Severe Chronic Obstructive Pulmonary Disease. *J. Palliat. Med.* **17,** 421-427 (2014).

120.   Hayle, C., Coventry, P. A., Gomm, S. & Caress, A.-L. Understanding the experience of patients with chronic obstructive pulmonary disease who access specialist palliative care: A qualitative study. *Palliat. Med.* **27,** 861-868 (2013).

121.   Gaertner, J. *et al.* Recomendação para a integração precoce dos cuidados paliativos - Funciona? *Apoio. Care Cancer* **20,** 507-513 (2012).

122.   McConnell, T., O'Halloran, P., Porter, S. & Donnelly, M. Systematic realist review of key factors affecting the successful implementation and sustainability of the Liverpool care pathway for the dying patient. *Worldviews Evidence-Based Nurs.* **10,** 218-237 (2013).

123.   Smallwood, N. *et al.* Os cuidados respiratórios e paliativos integrados podem melhorar os resultados na doença pulmonar avançada. *ERJ Open Res.* **4,** 00102-2017 (2018).

124.   Smith, A. K. *et al.* The Diverse Landscape of Palliative Care Clinics (A paisagem diversificada das clínicas de cuidados paliativos). *J. Palliat. Med.*

16, 661-668 (2013).

125.   Reticker, A. L., Nici, L. & ZuWallack, R. Reabilitação pulmonar e cuidados paliativos na DPOC: duas faces da mesma moeda? *Chron. Respir. Dis.* **9,**107-116 (2012).

126.   Le, B. H. C. *et al.* Acceptability of Early Integration of Palliative Care in Patients with Incurable Lung Cancer (Aceitabilidade da integração precoce dos cuidados paliativos em doentes com cancro do pulmão incurável). *J. Palliat. Med.* **17,** 553-558 (2014).

127.   Owens, D. *et al.* Primary Palliative Care Clinic Pilot Project demonstra os benefícios de uma clínica gerida por enfermeiros que presta cuidados primários e paliativos. *J. Am. Acad. Nurse Pract.* **24,** 52-58 (2012).

128.   Boult, C., Karm, L. & Groves, C. Melhorar os cuidados crónicos: o modelo de "cuidados geridos". *Perm. J.* **12,** 50-54 (2008).

129.   Howie, J. N. Acute Care Nurse Practitioners: creating and implementing a model of care for an inpatient general medical service. *Am. J. Crit. Care* **11,** 448-458 (2002).

130.   Antonelli, R. C., Stille, C. J. & Antonelli, D. M. Care Coordination for Children and Youth With Special Health Care Needs: A descriptive, multi-site study of activities, staffing costs, and outcomes (Coordenação de cuidados para crianças e jovens com necessidades

especiais de cuidados de saúde: um estudo descritivo e multi-site de actividades, custos de pessoal e resultados). *Pediatrics* **122**, e209-e216 (2008).

131. Monterio, C., Arnold, J., Locke, S., Steinhorn, L. & Shanske, S. Social workers as care coordinators: Liderando o caminho para garantir cuidados eficazes e compassivos. *Soc. Work Health Care* **55**, 195-213 (2016).

132. Epiphaniou, E. *et al.* Coordination of end-of-life care for patients with lung cancer and those with advanced COPD: Are there transferable lessons? Um estudo longitudinal qualitativo. *Prim. Care Respir. J.* **23**, 46-51 (2014).

133. Linzitto, J. P. & Grance, G. A qualidade de vida dos profissionais de saúde em relação aos cuidados no fim da vida. *Curr. Opin. Support. Palliat. Care* **11**, 306-309 (2017).

134. Melvin, C. S. Professional compassion fatigue: what is the true cost of nurses caring for the dying? *Int. J. Palliat. Nurs.* **18**, 606-611 (2012).

135. Clements-Cortes, A. Occupational stress factors in music therapists working in palliative care (Factores de stress ocupacional em musicoterapeutas que trabalham em cuidados paliativos). *Can. J. Music Ther.* **12,** 30-60 (2006).

136. Figley, C. *Compassion fatigue: Coping with secondary traumatic stress disorder in those who treatthe traumatised.* (Routledge, 1995).

137. Maciasz, R. M. *et al.* Does it matter what you call it? Um estudo aleatório sobre a utilização da linguagem para descrever os serviços de cuidados paliativos. *Support. Care Cancer* **21,** 3411-3419 (2013).

138. Berry, L. L., Castellani, R. & Stuart, B. The Branding of Palliative Care. *J. Oncol. Pract.* **12,** 48-50 (2016).

139. Studer, S. M. Poderão os cuidados paliativos ser renomeados para melhorar a sua integração no tratamento de doentes com hipertensão arterial pulmonar? *Adv. pulm. Hypertens.* **17,** 34-35 (2018).

140. Miravitlles, M. *et al.* Validação da pontuação de gravidade da DPOC para utilização nos cuidados primários: o estudo NEREA. *Eur. Respir. J.* **33**, 519-27 (2009).

141. Schlecht, N. F., Schwartzman, K. & Bourbeau, J. Dyspnoea as a clinical indicator in patients with chronic obstructive pulmonary disease. *Chron. Respir. Dis.* **2,** 183-191 (2005).

142. Loflin, M. & Earleywine, M. No smoke, no fire: what the early literature says about vaporised cannabis and respiratory risk. *Can J Respir Ther* **51,** (2015).

143. Abdallah, S. J. *et al.* Effect of Vaporised Cannabis on Exertional Breathlessness and Exercise Endurance in Advanced Chronic Obstructive Pulmonary Disease. Um ensaio aleatório controlado. *Ann. Am. Thorac. Soc.* **15,**1146-1158 (2018).

144. De Regge, M. *et al.* The role of hospitals in bridging the care continuum: A systematic review of care coordination and follow-up for adults with chronic conditions. *BMC Health Serv. Res.* **17,** 550 (2017).

Índice

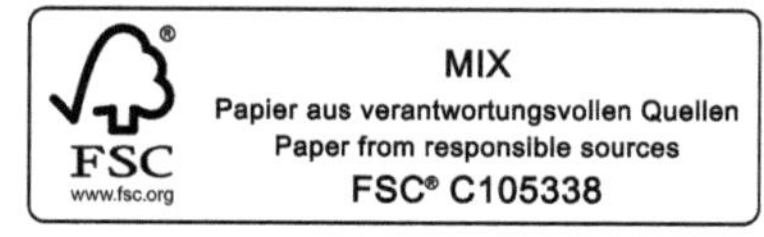

Printed by Books on Demand GmbH, Norderstedt / Germany